PERDRE DU POIDS
APRÈS LA MÉNOPAUSE

LE GUIDE

Dr Ben Abda

PERDRE DU POIDS
APRÈS LA MÉNOPAUSE

LE GUIDE

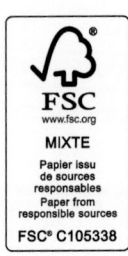

PERDRE DU POIDS APRES LA MENOPAUSE

LE GUIDE

En application de l'art. L.137-2.-I. du code de la propriété intellectuelle, toute reproduction et/ou divulgation de parties de l'oeuvre dépassant le volume prévu par la loi est expressément interdite.

© 2025 Dr Ben Abda

Édition : BoD · Books on Demand, 31 avenue Saint-Rémy, 57600 Forbach, bod@bod.fr
Impression : Libri Plureos GmbH, Friedensallee 273, 22763 Hamburg (Allemagne)

ISBN : 978-2-3226-7488-6
Dépôt légal : juin 2025

TABLE DES MATIÈRES

Introduction - Reprendre le contrôle de son corps 9

Pourquoi ce guide est pour vous 9

Ce qui change dans le corps après la ménopause 9

Ce que vous allez apprendre dans ce guide........10

Témoignages de femmes inspirantes.................11

Chapitre 1 - Les vérités sur la perte de poids après la ménopause 13

Les erreurs nutritionnelles les plus fréquentes 13

L'impact réel de la ménopause............................17

Régime ou rééquilibrage : quelle différence ? 20

Faut-il compter les calories ?................................24

Comment déterminer ton poids idéal ?................26

10 Astuces pour atteindre son poids idéal et le maintenir !........................28

Repenser son mode de vie pour des résultats durables : 5 habitudes à adopter 30

Quiz : Où en êtes-vous vraiment ? 34

Chapitre 2 - Reprogrammer son mental pour maigrir durablement 37

Le rôle du mental : Comment rester motivé ?......37

kilos émotionnels et compulsions 39

Déjouer l'auto-sabotage 41

Trouvez votre « pourquoi » puissant. 44

Techniques de motivation : affirmations, visualisation, ancrage. 45

Journal de bord émotionnel : Votre allié pour comprendre et surmonter les compulsions alimentaires 48

Chapitre 3 - Nutrition : Bien manger pour mincir 51

Les bases alimentaires à revoir (protéines, fibres, bons lipides) 51

Index glycémique et équilibre hormonal 54

Le rôle des micronutriments (fer, magnésium, vitamine D, calcium) 56

Faut-il supprimer totalement le sucre ? 59

Les édulcorants pour remplacer le sucre ? 61

Comment se défaire de l'addiction au sucre ? 63

Comment manger pour brûler des graisses ? 66

Secret pour éviter les grignotages 69

Focus : le jeûne intermittent, bon ou mauvais ? .. 72

Chapitre 4 - Composer des repas équilibrés facilement 75

Composer des repas équilibrés facilement 75

Famille d'aliments à privilégier pour perdre du poids 76

Végétarienne : Comment équilibrer ton alimentation ? 77

Des menus à la semaine faits en moins de 1h30 79

Cuisiner maison quand on a un emploi du temps chargé 80

Comment manger sainement au travail ? 81

Chapitre 5 - Métabolisme et hormones : Mieux agir 83

Hormones : Comment ils influencent le poids 83

Comment relancer un métabolisme « endormi » ? 85

Sommeil, stress, inflammation : les ennemis cachés 86

Chapitre 6 - Activité physique adaptée et efficace 89

Pourquoi le sport est essentiel mais ne suffit pas ? 89

Pourquoi le cardio seul ne suffit pas 90

L'importance du renforcement musculaire après 40 ans 92

Activité physique quotidienne vs séances ciblées 94

Bouger plus même avec peu de temps 95

Chapitre 7 - Gérer les blocages et les plateaux 97

Pourquoi le poids stagne parfois malgré vos efforts 97

Stratégies pour relancer la perte 97

Revoir ses attentes et éviter la démotivation 99

Quand faut-il s'accorder une pause ? 100

L'importance du cycle hormonal dans les variations 101

Chapitre 8 - Vie sociale, plaisir et gestion des écarts 105

Sorties, apéros, vacances : comment rester alignée sans frustration 105

Intégrer la flexibilité alimentaire 106

Manger avec plaisir sans culpabiliser 108

Gérer la pression sociale et les critiques 109

Recettes gourmandes et légères (satiété et plaisir) 111

Chapitre 9 - Créer son plan de transformation personnalisé 113

Évaluer son point de départ 113

Fixer des objectifs réalistes et puissants 114

Construire un programme nutrition + mouvement + mental 117

Suivre ses progrès..119

Check-list hebdomadaire de motivation.............121

Le tableau de visualisation 122

Conclusion - Le nouveau départ, c'est maintenant 125

Annexes 127

Tableau - Besoins nutritionnels 128

Tableau - Calories apportées par les principaux aliments 129

Tableau - Aliments à calories vides 131

Tableau - Aliments à indice glycémique bas......133

Tableau - Aliments à indice glycémique moyen.134

Tableau - Aliments à indice glycémique élevé...135

Tableau - Vitamines & minéraux essentiels.......137

Tableau - Comment lire une étiquette alimentaire 138

Tableau - Compléments alimentaires................139

Tableau - 7 jours de menus équilibrés...............140

Exemples de journées types..............................148

Fiche batch cooking...152

Défis 30 jours pour booster vos résultats 154

Modèle de journal alimentaire & émotionnel.....156

Exemple de journal alimentaire 157

Check-list Hebdomadaire de Motivation 160

Routines express de 15 minutes 162

Plus de 50 recettes simples et rapides 164

Ressources complémentaires 165

À propos de l'auteur 166

Remerciements 167

Introduction - Reprendre le contrôle de son corps

Pourquoi ce guide est pour vous

À 40 ans, le corps se transforme. Ce qui fonctionnait avant ne donne plus les mêmes résultats. Vous mangez sainement, vous bougez... et pourtant, vous prenez du poids. Ce guide est pour vous, la femme active, résiliente, qui cherche des réponses. Pas des régimes drastiques, mais des solutions réalistes, respectueuses de votre corps. Il s'adresse à celles qui veulent comprendre, agir et surtout, se reconnecter à elles-mêmes. Ce n'est pas qu'une histoire de kilos. C'est une histoire de confiance, de santé, de liberté. Vous méritez un accompagnement qui vous parle à cet âge de votre vie, avec justesse, efficacité et bienveillance.

Ce qui change dans le corps après la ménopause

Après 40 ans, votre corps vit une révolution hormonale silencieuse mais puissante. Les niveaux d'œstrogènes chutent, la progestérone décline, la testostérone fluctue. Résultat ?
- Métabolisme plus lent
- Stockage facilité des graisses (abdominales)

- Fatigue accrue
- Troubles du sommeil
- Plus de sensibilité au stress

L'insuline devient moins efficace, ce qui favorise les fringales et les prises de poids. Le cortisol, hormone du stress, s'emballe... et l'inflammation chronique s'installe. Mais ce n'est pas une fatalité. Avec les bonnes actions, il est totalement possible de réguler ces changements et de retrouver équilibre, énergie et légèreté.

Ce que vous allez apprendre dans ce guide

Ce guide est un plan d'action clair et concret, conçu pour votre réalité de femme de plus de 40 ans. Vous y apprendrez :
- Comment relancer votre métabolisme naturellement
- Quels aliments consommer (et éviter) pour équilibrer vos hormones
- Les exercices les plus efficaces
- Comment reprendre le pouvoir sur vos émotions et votre motivation
- Comment gérer les plateaux et les écarts sans culpabiliser
- Créer votre plan de transformation personnel et durable

Chaque conseil est applicable, validé scientifiquement et pensé pour vous simplifier la vie, pas la compliquer. Votre corps peut redevenir votre allié, et ce guide vous montre comment. C'est plus qu'un programme minceur et ce n'est pas un énième régime. C'est une feuille de route vers un mode de vie équilibré, réaliste et joyeux. Vous allez apprendre à :
- Manger avec plaisir et sans frustration
- Bouger avec plaisir, pas par punition
- Faire la paix avec votre corps
- Identifier les pensées qui vous sabotent
- Créer une routine solide, sans pression ni perfectionnisme

Ici, pas de solutions extrêmes, mais des stratégies qui respectent votre rythme, vos contraintes, vos envies. Vous allez vous surprendre à retrouver énergie, vitalité et estime de vous. Ce voyage commence ici, pas pour devenir une autre femme, mais pour redevenir pleinement vous-même.

Témoignages de femmes inspirantes

Claire, 47 ans :
« J'étais fatiguée, gonflée, découragée. En suivant les principes de ce guide, j'ai perdu 8 kilos en 4 mois, sans me priver. Mais surtout, j'ai retrouvé ma joie de vivre. »

Sonia, 52 ans :
« La ménopause m'a mise KO. Ce livre m'a aidée à comprendre mon corps au lieu de le subir. Aujourd'hui, je dors mieux, je mange mieux... et je me sens plus belle qu'à 30 ans. »

Nadia, 43 ans :
« Je croyais que tout était fichu après 40 ans. Ce guide m'a prouvé le contraire. J'ai changé mes habitudes, doucement, mais profondément. C'est un nouveau départ. »

Isabelle, 55 ans :
« Ce guide a été une révélation. J'ai enfin compris pourquoi je ne perdais plus de poids. En adaptant mon alimentation et mon activité, j'ai perdu 10 kilos et surtout, j'ai gagné en énergie. »

Hélène, 60 ans :
« J'ai suivi tous les régimes à la mode. Aucun ne m'a donné ce que j'ai trouvé ici : une méthode humaine et efficace. Je ne reviendrai jamais en arrière. »

Ces femmes ne sont pas exceptionnelles. Elles ont juste pris une décision. Celle de reprendre le pouvoir sur leur santé et leur silhouette, sans violence ni culpabilité. Et vous ? Êtes-vous prête à faire de même ?

Chapitre 1 - Les vérités sur la perte de poids après la ménopause

Les erreurs nutritionnelles les plus fréquentes

• Manger trop peu ou sauter des repas

Beaucoup de femmes pensent que moins manger = plus maigrir. Après 40 ans, c'est l'erreur la plus fréquente. En réduisant trop les calories, le métabolisme ralentit, le corps se met en mode « survie »... et stocke davantage. Sauter des repas provoque aussi des fringales intenses, un dérèglement de l'insuline et une baisse d'énergie. Résultat ? On craque le soir, on grignote, et on culpabilise.

Ce qu'il faut : nourrir votre corps intelligemment, avec des repas réguliers, rassasiants, riches en protéines, fibres et bons gras. Manger juste ce qu'il faut, au bon moment, stimule la combustion des graisses au lieu de l'empêcher.

• Se méfier (à tort) des bons gras

Après 40 ans, certaines femmes éliminent les graisses pensant qu'elles font grossir. Grave erreur. Les bons gras (oméga-3, avocat, huile d'olive, oléagineux) sont essentiels au bon fonctionnement hormonal, à la satiété et à la combustion des graisses. Sans eux, les hormones chutent, le moral flanche, la peau se dégrade et la perte de poids devient encore plus difficile. Les régimes « sans gras » sont non seulement inefficaces, mais souvent contre-productifs.

Ce qu'il faut : réduire les mauvais gras (fritures, graisses trans), mais augmenter les bons. Votre corps a besoin de gras... pour brûler du gras !

- Manger "light", mais ultra-transformé

Autre piège : les produits "0 %", allégés ou "light". Souvent choisis pour perdre du poids, ces aliments sont riches en additifs, édulcorants, conservateurs, et pauvres en nutriments. Ils ne rassasient pas, déséquilibrent la glycémie, et entretiennent la dépendance au sucre. Exemple : un yaourt 0 % sucré aux fruits contient plus de sucre qu'un yaourt nature entier. Ces produits donnent l'illusion du sain, mais perturbent les signaux de faim et ralentissent la perte de poids.

Ce qu'il faut : privilégier les aliments bruts, peu transformés, riches en nutriments, et cuisiner simplement. La vraie nourriture nourrit. Les aliments allégés fatiguent et trompent votre corps.

- Négliger les protéines

Beaucoup de femmes de plus de 40 ans ne consomment pas assez de protéines. Or, ce sont elles qui maintiennent la masse musculaire, soutiennent le métabolisme et procurent la satiété. Sans suffisamment de protéines, on perd du muscle au lieu de perdre du gras, on a plus faim, et on brûle moins de calories au repos. Erreurs fréquentes :
- Un petit-déjeuner sucré sans protéines
- Des repas à base de salade sans sources protéiques

Ce qu'il faut : viser 1,2 à 1,6 g de protéines par kilo de poids corporel, répartis sur la journée. Œufs, poissons, légumineuses, tofu, volailles… sont vos alliés.

- Manger sain… mais en trop grande quantité

« Je mange équilibré, mais je ne perds pas de poids » : c'est fréquent. Pourquoi ? Parce que même les aliments sains ont un impact calorique, surtout s'ils sont consommés sans écoute de la satiété. Exemple : trop de fruits, trop d'oléagineux, ou des smoothies surchargés… peuvent freiner les résultats.

Ce qu'il faut : apprendre à écouter les signaux de faim, respecter les portions, et privilégier la densité nutritionnelle, pas la densité énergétique. Manger mieux, oui. Mais manger plus consciemment, surtout.

• Négliger l'hydratation et la mastication

Deux erreurs simples… mais qui coûtent cher :
- Boire trop peu d'eau, ce qui ralentit le métabolisme, accentue la rétention d'eau et provoque des fausses sensations de faim.
- Manger trop vite, sans mâcher, ce qui perturbe la digestion, empêche la satiété et favorise les ballonnements.

Le corps a besoin de temps et d'eau pour bien fonctionner. Boire 1,5 à 2 litres d'eau par jour, et prendre 20 minutes pour manger un repas, change tout. Ce sont des habitudes simples, accessibles à toutes, qui optimisent naturellement la perte de poids après 40 ans, sans stress ni privation.

L'impact réel de la ménopause

Ménopause : pas une fatalité, mais une transition

La ménopause marque la fin naturelle de la fertilité, mais elle est souvent perçue comme un bouleversement négatif. En réalité, c'est une transition hormonale, pas une punition. Les œstrogènes chutent, la progestérone aussi. Ces hormones influencent non seulement la reproduction, mais aussi le poids, le sommeil, la mémoire, l'humeur et l'énergie. Conséquence : le corps réagit différemment. Il stocke plus facilement la graisse, surtout autour du ventre. Mais ce n'est pas une fatalité. Comprendre ces changements vous donne le pouvoir de mieux les accompagner. La ménopause ne vous enlève rien. Elle vous oblige simplement à agir autrement pour vous sentir bien dans votre corps.

Les effets hormonaux sur le poids

Quand les œstrogènes diminuent, le métabolisme ralentit. Le corps a tendance à conserver l'énergie sous forme de graisse. Il préfère stocker, surtout au niveau abdominal. La baisse de progestérone provoque rétention d'eau, troubles du sommeil et irritabilité. Le sommeil fragmenté perturbe la leptine (hormone de satiété) et augmente la ghréline (hormone de la faim). Résultat : vous mangez plus sans même vous en rendre compte. Par ailleurs, les cellules deviennent moins sensibles à l'insuline, ce qui favorise les fringales sucrées et le stockage graisseux. Comprendre ces mécanismes, c'est arrêter de se blâmer...Et commencer à travailler avec son corps, pas contre lui.

Ménopause et graisse abdominale : que se passe-t-il ?

Beaucoup de femmes constatent une prise de poids localisée autour du ventre, même sans changer leurs habitudes. C'est un phénomène hormonal : le corps, privé d'œstrogènes, modifie sa façon de stocker les graisses. Avant, les hanches ou les cuisses étaient les zones de prédilection. Maintenant, l'abdomen devient prioritaire, car c'est une zone riche en récepteurs aux hormones du stress et de la faim. Ce type de graisse est plus inflammatoire et plus difficile à déloger. Mais la bonne nouvelle, c'est qu'elle réagit très bien à une alimentation adaptée, à un meilleur sommeil et à une activité physique ciblée. Il faut juste changer d'approche.

Le rôle du stress pendant la ménopause

Pendant la ménopause, le corps devient plus sensible au stress. Pourquoi ? Parce que les glandes surrénales prennent le relais pour produire une petite quantité d'œstrogènes. Mais si elles sont débordées par le cortisol, elles n'y arrivent plus. Résultat : fatigue chronique, anxiété, sommeil perturbé... et prise de poids. Le stress maintient un taux de cortisol élevé, qui favorise le stockage de graisse abdominale et augmente les fringales. Apprendre à gérer le stress est donc aussi important que bien manger ou faire du sport. Respiration, sommeil, méditation, marche... chaque geste compte. La paix intérieure devient un véritable levier minceur après 40 ans.

Est-ce la ménopause qui fait grossir... ou nos habitudes ?

Oui, la ménopause modifie l'équilibre hormonal, mais ce n'est pas elle qui fait grossir directement. Ce sont souvent nos réactions face à ces changements qui provoquent la prise de poids. Fatiguée, stressée, démotivée, on bouge moins, on grignote plus, on dort mal. On s'oublie. Et le corps réagit. Ce que montre la science : les femmes actives, bien entourées, bien nourries, qui dorment mieux, vivent la ménopause avec peu ou pas de prise de poids.

Autrement dit : vous avez le pouvoir d'influencer cette période, par vos choix, vos routines, vos priorités. Ce n'est pas une descente... mais une réinvention. Vous pouvez reprendre la main. La ménopause n'est pas la fin d'une vie en forme. C'est le moment de vous recentrer sur vous-même, d'écouter votre corps et de l'accompagner avec douceur et stratégie. Ce que vous faites maintenant détermine votre énergie pour les 20 prochaines années. Adopter une alimentation anti-inflammatoire, retrouver un bon sommeil, faire du sport adapté... tout cela porte ses fruits, même après 50 ans. Vous n'avez pas à « subir ». Vous pouvez reprendre le contrôle, en connaissance de cause, avec confiance. Et ce guide est là pour vous y aider, pas à pas. Votre corps change, mais vous restez aux commandes.

Régime ou rééquilibrage : quelle différence ?

Ce que cache vraiment le mot "régime"

Le mot « régime » fait penser à restriction, privation, frustration. Il évoque un effort temporaire, souvent difficile à tenir. Les régimes promettent des résultats rapides... mais à quel prix ?

- Calories drastiquement réduites
- Aliments interdits
- Routine rigide
- Poids perdu… puis repris (souvent avec un bonus)

Après 40 ans, ces méthodes épuisent le métabolisme, perturbent les hormones, et nuisent à la santé mentale. Le régime vous met dans une logique de contrôle, où chaque écart devient une faute. C'est une vision de la minceur basée sur la punition. Et ce n'est ni durable, ni adapté à votre réalité hormonale.

Le rééquilibrage : une approche douce et durable

Le rééquilibrage alimentaire est l'inverse du régime. Il ne s'agit pas de moins manger, mais de mieux manger. On apprend à :
- Composer des assiettes complètes
- Respecter sa faim et sa satiété
- Manger avec plaisir, sans culpabilité
- Adapter son alimentation à son mode de vie

C'est une approche progressive, respectueuse de votre corps, de votre métabolisme, de vos émotions. Elle tient compte de votre âge, de vos hormones, de vos besoins spécifiques. Résultat ? Moins de stress, plus d'énergie, et une perte de poids durable. Vous changez vos habitudes en profondeur, sans tout chambouler du jour au lendemain.

Régime = urgence. Rééquilibrage = stratégie

Un régime cherche à perdre du poids rapidement. Le rééquilibrage vise à retrouver un équilibre durable, en agissant sur les vraies causes : hormones, stress, sommeil, émotions.

Le régime crée une pression mentale constante :
- Interdictions
- Compulsions
- Culpabilité

Le rééquilibrage, lui, s'appuie sur :
- La régularité
- L'écoute du corps
- Le plaisir de manger sainement

Il permet de stabiliser le poids, même après la ménopause, sans effet yo-yo. C'est une démarche de transformation, pas une course contre la balance.

L'impact sur votre mental et votre estime de vous

Le régime nourrit souvent un rapport conflictuel avec la nourriture. Vous mangez... puis vous culpabilisez. Vous perdez... puis vous reprenez. Et vous vous sentez coupable. Le rééquilibrage, au contraire, vous redonne confiance. Vous apprenez à vous écouter, vous respecter, vous reconnecter à vos besoins réels. Cela vous libère du cercle : frustration → craquage → culpabilité. Vous cessez de voir les aliments comme des ennemis. Vous reprenez le pouvoir sur votre assiette... et sur votre image. Ce changement de regard, c'est souvent la clé de la transformation après 40 ans.

Le rééquilibrage, c'est vivre (pas survivre)

Un régime vous fait souvent mettre votre vie entre parenthèses : Sorties évitées, repas pesés, plaisir supprimé. Avec un rééquilibrage, vous apprenez à vivre normalement tout en avançant vers vos objectifs.

- Oui aux repas en famille
- Oui aux plaisirs occasionnels
- Oui à une alimentation adaptable, pas rigide

Ce mode de vie ne vous demande pas d'être parfaite, juste cohérente. Il s'intègre à votre quotidien, même avec un emploi du temps chargé. Et surtout, il vous donne des résultats progressifs mais durables, sans vous priver de ce qui rend la vie belle. C'est votre nouvelle normalité.

Faut-il compter les calories ?

La vérité sur les calories : utile mais pas suffisant

Compter les calories peut sembler logique : si je mange moins que je ne dépense, je perds du poids. Mais ce raisonnement est trop simpliste, surtout après 40 ans. Le corps change : il stocke plus facilement, brûle plus lentement, et réagit différemment selon les hormones. Une calorie d'avocat ne vaut pas une calorie de soda. Il faut aussi considérer :
- La qualité des aliments
- Leur effet sur les hormones
- Leur capacité à rassasier

Conclusion : compter peut être un point de départ… mais pas une stratégie à long terme.

Les risques du comptage obsessionnel

Certaines femmes deviennent obsédées par les chiffres. Elles passent plus de temps à peser qu'à vivre, à contrôler qu'à écouter leur corps. Cette approche crée :
- De la frustration
- Une perte du plaisir de manger
- Des troubles du comportement alimentaire
- Et surtout, cela ne tient pas dans le temps.

Manger devient une équation mathématique, au lieu d'un moment de nutrition, de plaisir et de lien avec soi. La priorité n'est pas de manger moins, mais de manger mieux. Faites la paix avec votre assiette. Le corps n'est pas une calculatrice. L'alternative intelligente : écouter, pas compter. Au lieu de compter, entraînez-vous à écouter votre faim, votre satiété, vos besoins réels. Posez-vous des questions simples :
- Ai-je encore faim ?
- Ce plat me fait-il du bien ?
- Est-ce un besoin physique ou émotionnel ?

Misez sur des aliments bruts, rassasiants, anti-inflammatoires. Créez des repas équilibrés (protéines, fibres, bons gras). Vous verrez que le corps se régule naturellement, sans calcul. Cette approche demande un peu d'apprentissage, mais elle est durable, apaisante et efficace. Compter ? Parfois. Mais écouter ? Toujours.

Comment déterminer ton poids idéal ?

Comprendre ton poids idéal (et pas celui des autres)

Ton poids idéal n'est pas un chiffre figé ni une norme imposée. C'est le poids auquel tu te sens bien, pleine d'énergie, mobile, et stable émotionnellement, sans lutte permanente. Il varie selon :
- Ta morphologie
- Ton âge
- Ton métabolisme
- Ton passé hormonal et émotionnel

Calcul et interprétation de l'indice de Masse Corporelle (IMC) :

L'indice de Masse Corporelle (IMC) se calcule ainsi : IMC = poids (kg) ÷ (taille en mètre)^2

Exemple : 70 kg pour 1,65 m → IMC = 70 ÷ (1,65 x 1,65) = 25,7

Interprétation :
- < 18,5 : Maigreur
- 18,5 – 24,9 : Poids idéal
- 25 – 29,9 : Surpoids
- 30 et + : Obésité

L'IMC ne tient pas compte de la masse musculaire, de la répartition des graisses, ni des changements hormonaux après 40 ans. Il reste un outil de repère, pas une vérité absolue.

Comprendre vos besoins caloriques journaliers

Après 40 ans, le métabolisme ralentit naturellement. Le corps brûle moins de calories au repos, en grande partie à cause de la perte de masse musculaire et des changements hormonaux. Voici une estimation moyenne des besoins journaliers :
- Femme sédentaire : 1 600 à 1 800 kcal
- Femme modérément active : 1 800 à 2 000 kcal
- Femme très active : 2 000 à 2 200 kcal

Pour perdre du poids de manière durable : visez un déficit de 300 à 500 kcal/jour. Manger trop peu peut ralentir le métabolisme et provoquer une fatigue persistante.

10 Astuces pour atteindre son poids idéal et le maintenir !

Oublie les standards. Ton corps a sa propre intelligence. Voici 10 astuces pour t'aider à atteindre ton poids d'équilibre, sans obsession ni restriction.

Astuce 1 : Fixe-toi un objectif santé, pas esthétique

Arrête de viser une taille de jean ou un chiffre arbitraire. Concentre-toi sur ce que tu veux ressentir : plus d'énergie, moins de douleurs, un meilleur sommeil. Le reste suivra naturellement.

Astuce 2 : Prends tes mesures, pas juste ton poids

Le poids seul est trompeur. Muscle et graisse ne pèsent pas pareil. Utilise un mètre ruban pour suivre l'évolution de ta silhouette. Observe tes habits, ton miroir, ton ressenti. Ton corps change avant la balance.

Astuce 3 : Instaurer des routines stables

Ton corps aime la régularité. Des horaires de repas constants, un bon rythme de sommeil, et une activité quotidienne légère lui donnent des repères rassurants.

Astuce 4 : Pratique le 80/20

Mange sainement 80 % du temps, sans te priver des 20 % de plaisirs. C'est la clé de la durabilité. Pas de frustration, pas d'obsession. Un équilibre réaliste qui fonctionne à long terme.

Astuce 5 : Garde une alimentation anti-inflammatoire

Évite les sucres raffinés, les plats ultra-transformés, l'alcool excessif. Favorise les légumes, les oméga-3, les protéines de qualité. Ton corps sera moins gonflé, plus léger et plus réactif à tes efforts.

Astuce 6 : Hydrate-toi vraiment

Boire de l'eau en quantité suffisante facilite la digestion, coupe les fausses faims et soutient le métabolisme. Ajouter des tisanes, du citron, des fruits infusés si besoin.

Astuce 7 : Bouge ton corps avec plaisir

Le mouvement régulier t'aide à brûler les graisses, mais surtout à libérer des hormones du bien-être. Choisis des activités qui te plaisent pour tenir dans la durée.

Astuce 8 : Dors pour maigrir

Un bon sommeil régule l'appétit et protège le métabolisme. Fixe une heure de coucher, coupe les écrans, crée un rituel calme.

Astuce 9 : Gère tes émotions autrement qu'en mangeant

Apprends à identifier tes envies émotionnelles. Écris, marche, respire… au lieu de compenser par la nourriture.

Astuce 10 : Sois patiente, pas parfaite

Le corps change lentement. Honore chaque progrès. La constance bat toujours la perfection.

Repenser son mode de vie pour des résultats durables : 5 habitudes à adopter

Habitude n°1 : Manger en pleine conscience

Manger vite, devant un écran, ou par automatisme est l'une des causes majeures de surconsommation. La pleine conscience permet de reconnecter le corps et l'esprit à l'acte de manger. Concrètement :
- On s'assoit sans distraction
- On observe, on respire, on savoure
- On écoute sa faim, sa satiété

Résultat : moins de fringales, une digestion améliorée, et un rapport plus sain à la nourriture. Manger en pleine conscience, c'est transformer chaque repas en un moment de soin et d'écoute. Une habitude simple, mais puissante, qui change durablement la façon dont on se nourrit.

Habitude n°2 : Bouger un peu chaque jour

Pas besoin de courir un marathon. Bouger chaque jour suffit à relancer le métabolisme, stabiliser le poids et améliorer l'humeur. Après 40 ans, l'activité physique :
- Préserve la masse musculaire
- Améliore la sensibilité à l'insuline
- Réduit le stress et les bouffées de chaleur

Marche, yoga, vélo, jardinage, danse... ce qui compte, c'est la régularité. 20 à 30 minutes par jour changent la donne. Faire du mouvement un plaisir quotidien, pas une contrainte, est l'un des secrets les mieux gardés de la minceur durable. Votre corps est fait pour bouger. Donnez-lui ce qu'il aime.

Habitude n°3 : Dormir comme une priorité

Le sommeil est trop souvent négligé… mais il est indispensable à la perte de poids. Mal dormir dérègle les hormones de la faim (ghréline) et de la satiété (leptine), augmente le stress, et pousse aux grignotages. Un bon sommeil régule aussi l'humeur,

l'énergie, la récupération. Adoptez des rituels simples :
- Éteindre les écrans 1h avant le coucher
- Créer une ambiance calme
- Se coucher à heure régulière

Après 40 ans, le sommeil devient un pilier du bien-être. Mieux dormir, c'est mieux manger, mieux bouger… et mieux vivre. Ne sous-estimez jamais la puissance d'une bonne nuit.

Habitude n°4 : Gérer son stress activement

Le stress chronique est l'ennemi silencieux de la silhouette. Il favorise le stockage des graisses abdominales, dérègle les hormones, épuise l'organisme. Apprendre à canaliser le stress devient essentiel après 40 ans. Quelques outils puissants :
- Respiration profonde
- Méditation ou cohérence cardiaque
- Activité créative (écriture, dessin, jardinage)
- Moments off sans écrans

Vous n'évitez pas tous les stress, mais vous pouvez changer votre façon d'y réagir. Un mental plus calme aide votre corps à fonctionner harmonieusement. C'est une forme de soin quotidien, au même titre que l'alimentation.

Habitude n°5 : Se reconnecter à soi chaque jour

Perdre du poids ne se résume pas à ce qu'on mange. C'est aussi retrouver une relation bienveillante avec soi-même. À 40 ans et plus, vous méritez d'honorer votre corps, pas de le punir. Prenez chaque jour un moment pour :
- Vous poser
- Vous écouter
- Nourrir votre estime (journal, gratitude, affirmation)

C'est ainsi que vous restez alignée avec vos objectifs sans vous épuiser. Cette connexion à vous-même vous guide dans vos choix et vous aide à tenir dans la durée. Changer son mode de vie, c'est d'abord se choisir, chaque jour.

Quiz : Où en êtes-vous vraiment ?

Avant d'aller plus loin, prenez quelques minutes pour faire ce mini-bilan. Il vous aidera à savoir où vous en êtes mentalement, physiquement et émotionnellement. Notez vos réponses de 1 à 5, où :

1 = Pas du tout vrai pour moi / 5 = Tout à fait vrai

1. Je mange quand j'ai faim, pas pour combler un vide émotionnel.
2. J'ai une activité physique régulière, même légère.

Additionnez les scores à la fin du quiz pour interpréter vos résultats ! Continuez à noter chaque affirmation de 1 à 5.

3. Je connais les besoins de mon corps (hormones, métabolisme, sommeil, etc.).
4. J'ai arrêté les régimes drastiques et je vise un rééquilibrage durable.

Prenez un instant pour réfléchir à ce que chaque question réveille en vous. L'objectif n'est pas d'être parfaite, mais de vous situer en toute honnêteté, sans jugement. Vous pourrez ensuite cibler vos priorités réelles. On continue !

5. J'ai un bon sommeil et je sens qu'il soutient ma perte de poids.
6. Je ne me pèse pas tous les jours et je ne suis pas obsédée par la balance.

Ces questions touchent à des facteurs souvent négligés, mais essentiels. Car perdre du poids après 40 ans, c'est un travail d'alignement global, pas juste alimentaire. Soyez fière de répondre avec authenticité. Cela montre déjà votre engagement. Deux affirmations clés sur la gestion du mental et des émotions :

7. Je sais apaiser mon stress autrement qu'en mangeant.
8. Je me parle avec bienveillance et j'encourage mes efforts.

Votre dialogue intérieur influence directement vos comportements. Se juger, se dévaloriser ou culpabiliser après un écart… ne fait que ralentir les progrès. Ce quiz est aussi là pour vous aider à ajuster votre mindset. Dernière ligne droite !

9. J'ai une stratégie claire et réaliste pour perdre du poids sur le long terme.
10. Je me sens motivée, même si les résultats sont lents.

Résultats :

- 40 à 50 points : Vous êtes sur la bonne voie ! Continuez.
- 30 à 39 points : Vous avez une bonne base. Affinez votre stratégie.
- 20 à 29 points : Du potentiel, mais des blocages à lever.
- Moins de 20 points : Vous démarrez ? Parfait. Ce guide est fait pour vous !

Chapitre 2 - Reprogrammer son mental pour maigrir durablement

Le rôle du mental : Comment rester motivé ?

Pourquoi le mental est la clé après 40 ans

Après 40 ans, maigrir ne dépend plus seulement de ce que l'on mange ou de combien on bouge. Le mental devient un levier central. C'est lui qui :
- Vous pousse à commencer
- Vous aide à persévérer
- Vous relève après un écart
- Vous protège de la culpabilité

Les hormones fluctuent, le corps change, la fatigue s'installe... Sans un mental fort et bienveillant, la motivation s'épuise vite. Mais la bonne nouvelle, c'est que ça se travaille. Reprogrammer son cerveau, c'est poser les fondations d'un changement durable.

Motivation : un muscle à entraîner

La motivation n'est pas un état constant. C'est un muscle mental à entretenir chaque jour. Voici quelques outils puissants :
- Se fixer des objectifs réalistes et progressifs
- Noter ses petites victoires (plutôt que se juger)
- Visualiser le résultat voulu (vitalité, légèreté, confiance)
- Créer des routines rassurantes

Après 40 ans, on ne veut plus se battre contre soi-même. On veut avancer avec douceur, constance et confiance. C'est dans cette énergie que la motivation s'ancre. Et c'est cette énergie qui mène à des résultats durables.

Reprendre le pouvoir sur son dialogue intérieur

Ce que vous vous dites chaque jour façonne votre réalité. Un mental négatif sabote. Un mental encourageant soutient. Remplacez :
- « Je suis nulle » par « Je progresse à mon rythme »
- « Je n'y arriverai jamais » par « J'apprends encore »
- « C'est trop tard » par « Il n'est jamais trop tard pour moi »

Parlez-vous comme à une amie précieuse. Car après 40 ans, votre transformation commence par la façon dont vous vous traitez. Et c'est votre mental qui vous guidera.

kilos émotionnels et compulsions

Quand le poids est une réponse émotionnelle

Les kilos émotionnels ne viennent pas de la faim, mais du besoin de combler un vide intérieur. Stress, solitude, fatigue, anxiété… deviennent des déclencheurs de grignotages incontrôlés. Après 40 ans, les émotions sont plus présentes, parfois amplifiées par les changements hormonaux. Résultat : on mange pour se calmer, s'apaiser, oublier. Ce type de poids est souvent le plus difficile à perdre, car il n'a rien à voir avec la nutrition. Il faut apprendre à écouter son corps, mais surtout ses émotions. Mincir durablement, c'est aussi guérir la relation entre soi et la nourriture.

Reconnaître une compulsion alimentaire

Une compulsion alimentaire, ce n'est pas une vraie faim. C'est une envie soudaine, urgente, irrépressible de manger, souvent sucré ou gras. Elle surgit dans un contexte précis :
- Fin de journée stressante

- Conflit émotionnel
- Sentiment de vide ou de fatigue

On mange vite, sans savourer, parfois jusqu'au malaise. Puis vient la culpabilité, qui alimente le cycle. Astuce : notez vos envies impulsives. Où ? Quand ? Qu'avez-vous ressenti avant ? Identifier vos déclencheurs émotionnels, c'est le premier pas vers la liberté.

Briser le cercle : manger moins, ressentir plus

Pour se libérer des compulsions, il ne suffit pas de « résister ». Il faut remplacer la nourriture par autre chose :
- Une promenade
- Une respiration profonde
- Un appel à une amie
- Un moment de silence et d'écriture

Le but n'est pas de se punir, mais de trouver une vraie réponse à son besoin profond. La faim émotionnelle appelle souvent du réconfort, du calme, de l'amour. Donnez-vous ça autrement qu'avec la nourriture. Vous ne mangez pas trop. Vous vous apaisez mal.

Se libérer sans se juger

On ne guérit pas les kilos émotionnels par la honte ou le contrôle. On les guérit par la compréhension, la patience, l'amour de soi. Posez un regard bienveillant sur chaque écart. Il raconte une histoire. Chaque compulsion passée est une opportunité de mieux vous connaître. Tant que vous mangez vos émotions, elles ne disparaîtront pas. Mais si vous les accueillez, les écoutez, les traversez... Vous vous libérerez du poids qu'elles représentent. Et c'est là que commence la vraie perte de poids. Pas dans l'assiette, mais dans le cœur.

Déjouer l'auto-sabotage

Comprendre l'auto-sabotage

Vous commencez motivée... puis vous craquez. Vous progressez... puis vous abandonnez. C'est ça, l'auto-sabotage. Ce n'est pas de la faiblesse. C'est souvent de la peur déguisée :
- Peur de réussir
- Peur de changer
- Peur de décevoir
- Peur de perdre une partie de soi

Votre inconscient veut vous protéger de l'inconnu, même si cela freine vos objectifs. La première étape pour déjouer l'auto-sabotage, c'est de le repérer sans jugement. Posez-vous cette question : « Qu'est-ce que je redoute si j'atteins enfin mon objectif ? »

Les formes les plus courantes d'auto-sabotage

L'auto-sabotage prend des formes subtiles, comme :
- Reporter au lendemain
- Se fixer des objectifs irréalistes
- S'autocritiquer à chaque écart
- Se convaincre qu'on « n'a pas le temps »
- Se dire qu'on « a toujours été comme ça »

Ces comportements sont souvent invisibles, mais puissants. Ils empêchent l'action, sapent la motivation, et renforcent les échecs passés. Reconnaître ces schémas, c'est reprendre le pouvoir sur son mental. Astuce : Tenez un carnet où vous notez chaque fois que vous sentez une résistance. Demandez-vous : « De quoi ai-je vraiment peur là ? »

Transformer la peur en moteur

Plutôt que fuir la peur... utilisez-la. La peur montre que vous êtes en dehors de votre zone de confort. Et c'est précisément là que le changement opère. Répétez-vous :
- « Je suis en sécurité même quand je change. »
- « Ce nouveau moi ne me menace pas, il me libère. »

La transformation ne doit pas être brutale. Elle peut être douce, progressive et consciente. Visualisez la femme que vous souhaitez devenir. Donnez-lui une place dans votre esprit chaque jour. C'est ainsi que vous ferez taire les freins intérieurs.

Créer un environnement anti-sabotage

Votre environnement influence votre mental. Entourez-vous de personnes qui vous soutiennent, pas qui vous rabaissent. Affichez vos objectifs là où vous les verrez chaque jour. Préparez vos repas à l'avance. Créez des routines. Plus vous anticipez, moins les impulsions auront de pouvoir. Et surtout : célébrez chaque micro-avancée. Cela envoie un message positif à votre cerveau : « Ce que je fais fonctionne. Je mérite d'aller jusqu'au bout. » Ce n'est pas la perfection qui compte, mais la persévérance guidée par la bienveillance. Vous avez tout ce qu'il faut pour y arriver… sans vous saboter.

Trouvez votre « pourquoi » puissant.

Le vrai moteur du changement durable

Vouloir perdre du poids ne suffit pas. Pour tenir dans la durée, vous avez besoin d'un « pourquoi » profond, personnel, émotionnel. Pas seulement « rentrer dans un jean » ou « plaire aux autres ». Mais plutôt :
- Retrouver de l'énergie pour jouer avec vos enfants
- Vous sentir libre, légère, confiante
- Vieillir en bonne santé, sans douleurs

Ce « pourquoi » vous ancre. C'est lui qui vous portera quand la motivation flanchera. Prenez le temps de l'identifier, de l'écrire, de le ressentir.

Comment identifier votre « vrai pourquoi »

Posez-vous ces questions :
- Que changerait vraiment la perte de poids dans ma vie ?
- Qu'est-ce que je ne supporte plus ?
- De quoi ai-je profondément besoin ?

Fermez les yeux. Visualisez votre version idéale de vous-même. Comment vous sentez-vous ? Qu'est-ce qui a changé dans votre quotidien ? Ce ressenti est votre « pourquoi ». Ce n'est pas un chiffre sur la balance. C'est une vie plus alignée, plus joyeuse, plus libre. Écrivez votre réponse et relisez-la souvent. Votre corps suivra si votre cœur sait pourquoi il avance.

Garder votre « pourquoi » vivant

Votre « pourquoi » n'est pas à écrire une fois puis oublier. Il doit vivre avec vous chaque jour. Affichez-le sur votre miroir. Glissez-le dans votre agenda. Répétez-le quand l'envie d'abandonner surgit. C'est votre ancrage. Quand vous doutez, revenez-y. Quand vous échouez, relisez-le. Quand vous réussissez, célébrez-le. Votre motivation ne viendra pas toujours d'un plan alimentaire... Elle viendra de votre lien émotionnel avec votre objectif. Et ce lien, c'est votre « pourquoi ». Gardez-le près de votre cœur. Il vous mènera plus loin que vous ne l'imaginez.

Techniques de motivation : affirmations, visualisation, ancrage

Programmer son cerveau pour réussir

Le mental influence profondément les résultats. Après 40 ans, il est essentiel de reprogrammer ses pensées pour soutenir ses actions. Trois techniques puissantes :
- Les affirmations positives
- La visualisation
- L'ancrage émotionnel

Ce sont des outils simples, mais transformateurs. Ils aident à créer une version de vous plus confiante, plus engagée, plus alignée. En répétant ce que vous voulez ressentir, vous préparez votre cerveau au succès. Mincir ne commence pas dans l'assiette... mais dans la tête.

Affirmations positives : changer son discours intérieur

Les affirmations sont des phrases puissantes que vous répétez chaque jour. Elles aident à remplacer les pensées limitantes par des croyances motivantes. Exemples :
- « Je mérite de prendre soin de moi. »
- « Mon corps change avec amour et patience. »
- « Je fais de bons choix pour moi chaque jour. »

Répétez-les à voix haute, le matin, ou face au miroir. Votre cerveau finit par les intégrer comme des vérités. La clé : la régularité et l'émotion. Plus vous ressentez ce que vous dites, plus cela agit en profondeur.

Visualisation : voir pour y croire

Visualiser, c'est fermer les yeux et imaginer votre réussite. Imaginez-vous plus légère, sereine, en pleine forme. Ressentez la fierté, la liberté, la joie. Ce n'est pas de la magie : c'est de la préparation mentale. La visualisation aide à :
- Renforcer la motivation
- Stimuler les bons comportements
- Réduire le stress et les doutes

Faites-le quelques minutes chaque jour. Votre cerveau ne fait pas la différence entre ce qu'il vit et ce qu'il imagine. Alors donnez-lui des images qui vous tirent vers le haut.

L'ancrage émotionnel : créer des déclencheurs positifs

L'ancrage, c'est associer un geste, une image ou un objet à une émotion puissante. Par exemple :
- Mettre la main sur votre cœur en répétant votre affirmation

- Porter un bracelet qui vous rappelle votre engagement
- Écouter une musique motivante avant d'aller marcher

Avec le temps, ces ancrages deviennent des raccourcis vers l'état d'esprit souhaité. Ils vous connectent instantanément à votre énergie, votre « pourquoi », votre confiance. Créez votre propre rituel : simple, mais chargé de sens. Un ancrage bien utilisé peut relancer votre motivation en quelques secondes.

Journal de bord émotionnel : Votre allié pour comprendre et surmonter les compulsions alimentaires

Le journal émotionnel est un outil puissant pour prendre conscience de la relation entre vos émotions et vos habitudes alimentaires. En identifiant les déclencheurs émotionnels, vous pouvez mieux comprendre pourquoi vous mangez et commencer à faire des choix plus conscients.

Instructions :

Chaque jour, prenez quelques minutes pour répondre aux questions suivantes. Soyez honnête et bienveillante avec vous-même. Ce journal est un espace privé et sans jugement. L'objectif est d'explorer vos émotions pour mieux les comprendre et les gérer.

Modèle de journal émotionnel :

Date et heure :
Quand ressentez-vous l'envie de manger (moment de la journée) ?

Émotion(s) ressentie(s) :
Quelle émotion ressentez-vous en ce moment ? (stress, ennui, fatigue, joie, etc.)

Niveau d'intensité de l'émotion (échelle de 1 à 10):
À quel point l'émotion est-elle forte ?

Ce que j'ai ressenti avant de manger :
Ai-je faim ou est-ce une envie émotionnelle ?
Quel était mon état d'esprit juste avant de manger ?

Ce que j'ai mangé :
Détaillez ce que vous avez mangé (quantité et type d'aliment).

Niveau de satisfaction après avoir mangé :
Vous sentez-vous mieux ? Est-ce que l'émotion a disparu ?

Avez-vous des remords ou vous sentez-vous apaisée ?

Ce que je peux faire différemment la prochaine fois :
Comment puis-je gérer cette émotion sans avoir recours à la nourriture ?

Pourquoi utiliser ce journal ?

- Prendre conscience des déclencheurs émotionnels qui vous poussent à manger sans faim.
- Identifier les patterns récurrents et trouver des solutions alternatives.
- Créer une relation plus saine avec la nourriture.
- Apprendre à répondre à vos besoins émotionnels sans passer par la nourriture.

Remplissez ce journal quotidiennement pour améliorer votre compréhension de vous-même et prendre le contrôle de votre démarche de perte de poids. (Annexes)

Chapitre 3 - Nutrition : Bien manger pour mincir

Les bases alimentaires à revoir (protéines, fibres, bons lipides)

Les protéines : un allié pour la perte de poids

Les protéines sont essentielles, surtout après 40 ans. Elles aident à maintenir la masse musculaire et accélèrent la satiété. Après 40 ans, la perte de masse musculaire commence à affecter le métabolisme, ce qui rend plus difficile le maintien du poids. Les protéines sont aussi essentielles pour :
- La réparation cellulaire
- La production d'enzymes et d'hormones
- La synthèse du collagène (pour une peau plus ferme)

Sources idéales :
- Viandes maigres, poissons, œufs
- Légumineuses, tofu, graines
- Produits laitiers, yaourts

Consommez des protéines à chaque repas pour favoriser la satiété et maintenir vos muscles.

Les fibres : l'indispensable pour la digestion et la satiété

Les fibres sont essentielles pour une digestion optimale et la régulation de la glycémie. Elles permettent de :
- Réguler l'appétit en prolongeant la satiété
- Améliorer le transit intestinal
- Contrôler le taux de sucre sanguin (essentiel pour éviter les pics d'insuline)

Les femmes après 40 ans ont souvent tendance à négliger les fibres, mais elles sont pourtant cruciales pour la gestion du poids et la santé intestinale.

Sources de fibres :
- Fruits et légumes frais
- Légumineuses, céréales complètes
- Graines, noix, avocats

L'objectif : consommer 25 à 30g de fibres par jour.

Les bons lipides : des graisses pour une santé optimale

Les graisses ne sont pas à fuir, bien au contraire ! Après 40 ans, il est crucial de choisir les bons lipides.Ceux-ci aident à :
- Maintenir l'équilibre hormonal

- Améliorer la santé cardiaque
- Favoriser la digestion des vitamines A, D, E, et K

Les graisses insaturées sont les plus bénéfiques :
- Avocat, huile d'olive, noix
- Poissons gras (saumon, sardines)
- Graines de lin et de chia

Évitez les graisses saturées et trans, présentes dans les produits ultra-transformés.

Rééquilibrer son assiette : un trio gagnant

Pour optimiser votre perte de poids et maintenir votre énergie, rééquilibrez chaque repas avec un bon apport de :
- Protéines : Choisissez des sources maigres et végétales.
- Fibres : Ajoutez des légumes et des céréales complètes.
- Bons lipides : Misez sur les huiles végétales et les oméga-3.

Ce trio permet de favoriser la perte de poids, tout en restant satisfaite et en bonne santé.

Index glycémique et équilibre hormonal

L'index glycémique : pourquoi c'est important après 40 ans

L'index glycémique (IG) mesure la rapidité avec laquelle un aliment augmente la glycémie (taux de sucre sanguin). Les aliments à IG élevé (sucreries, pain blanc, pommes de terre) provoquent des pics de sucre rapides, suivis de chutes. Cela impacte la production d'insuline, une hormone clé dans la gestion du poids. Après 40 ans, la résistance à l'insuline augmente, ce qui ralentit la perte de poids. Manger des aliments à IG bas permet de :

- Réguler la glycémie
- Favoriser une meilleure gestion du poids
- Préserver l'équilibre hormonal

Privilégiez des aliments à IG bas pour garder un métabolisme stable et des hormones équilibrées.

L'impact d'une glycémie élevée sur les hormones

Une glycémie élevée entraîne des pics d'insuline. L'insuline est une hormone de stockage de graisses, ce qui peut perturber la perte de poids. Les

fluctuations de sucre dans le sang perturbent également les autres hormones comme :
- Le cortisol (hormone du stress)
- Les œstrogènes
- La leptine (hormone de la satiété)

Des pics fréquents d'insuline peuvent entraîner une résistance à l'insuline, rendant plus difficile la gestion du poids après 40 ans. Réduire les pics de sucre avec des choix alimentaires plus équilibrés permet de préserver l'équilibre hormonal et d'optimiser la perte de poids.

Les aliments à privilégier pour contrôler l'index glycémique

Les aliments à IG bas sont essentiels pour maintenir une glycémie stable et soutenir l'équilibre hormonal. Privilégiez :
- Légumes (à feuilles vertes, courgettes, brocolis)
- Fruits (baies, pommes, poires)
- Céréales complètes (quinoa, riz complet, avoine)
- Légumineuses (lentilles, pois chiches, haricots)

Ces aliments libèrent lentement leur sucre dans le sang, ce qui permet de :

- Maintenir une glycémie stable
- Réduire la production excessive d'insuline
- Favoriser un métabolisme plus équilibré

Incorporez-les à chaque repas pour optimiser la gestion de votre poids et de vos hormones.

Le rôle des micronutriments (fer, magnésium, vitamine D, calcium)

Le fer : vital pour l'énergie et la gestion du poids

Le fer joue un rôle essentiel dans le transport de l'oxygène dans le corps, ce qui est particulièrement important pour les femmes de plus de 40 ans. Un apport suffisant en fer permet de :
- Lutter contre la fatigue
- Améliorer la circulation sanguine
- Favoriser la performance musculaire

Le fer est particulièrement crucial si vous ressentez souvent de la fatigue.

Sources de fer :
- Viandes rouges maigres
- Légumineuses, épinards
- Céréales enrichies

Assurez-vous d'associer le fer à de la vitamine C pour optimiser son absorption.

Le magnésium : pour gérer le stress et favoriser le sommeil

Le magnésium est un minéral clé pour de nombreuses fonctions corporelles, notamment pour :
- Réduire le stress
- Améliorer la qualité du sommeil
- Soulager les crampes musculaires

Chez les femmes après 40 ans, un déficit en magnésium peut provoquer des troubles du sommeil, de l'anxiété et des tensions musculaires.

Sources de magnésium :
- Amandes, graines de courge
- Légumes à feuilles vertes (épinards)
- Avocats et bananes
- Chocolat noir

Un apport adéquat en magnésium peut également améliorer votre récupération après l'exercice et soutenir l'équilibre hormonal.

La vitamine D : un allié pour les os et l'humeur

La vitamine D est essentielle pour la santé des os, un aspect crucial après 40 ans, lorsque le risque d'ostéoporose augmente. Elle aide également à :
- Renforcer le système immunitaire
- Réguler l'humeur
- Soutenir l'absorption du calcium

Les femmes de plus de 40 ans sont souvent en carence de vitamine D, surtout si elles ne s'exposent pas suffisamment au soleil.

Sources de vitamine D :
- Poissons gras (saumon, sardines)
- Produits laitiers enrichis
- Exposition au soleil entre 15 à 30 minutes par jour

Le calcium : essentiel pour des os solides

Le calcium est crucial pour maintenir des os solides et prévenir les fractures, surtout après 40 ans, lorsque la densité osseuse commence à diminuer. Il aide également à :
- Maintenir une bonne fonction musculaire
- Réguler les contractions cardiaques
- Soutenir la fonction nerveuse

Les sources de calcium sont variées :
- Produits laitiers (lait, fromage)
- Légumes à feuilles vertes (brocoli)
- Tofu et amandes

Un apport suffisant en calcium, en combinaison avec la vitamine D, est essentiel pour la santé osseuse à long terme.

Faut-il supprimer totalement le sucre ?

Il est important de réduire la consommation de sucre ajouté, mais la suppression totale n'est pas nécessaire. Le sucre raffiné (présent dans les sodas, bonbons, pâtisseries) entraîne des pics de glycémie qui perturbent l'équilibre hormonal, favorisent le stockage des graisses et l'inflammation. Cependant, les sucres naturels, comme ceux présents dans les fruits, ne posent pas de problème si consommés avec modération. Réduire le sucre permet de :
- Équilibrer la glycémie
- Réduire les fringales
- Prévenir les maladies métaboliques

Le sucre naturel dans des fruits entiers est bien plus sain que les sucres raffinés. L'objectif est de réduire les sucres transformés et de privilégier les sucres complexes.

L'impact des glucides sur la perte de poids

Les glucides sont une source d'énergie essentielle, mais tous les glucides ne se valent pas. Après 40 ans, les glucides raffinés (pain blanc, pâtes, pâtisseries) doivent être réduits car ils entraînent des pics d'insuline, affectant le métabolisme et la perte de poids. En revanche, les glucides complexes à index glycémique bas (légumes, céréales complètes, légumineuses) sont bénéfiques pour :
- Fournir de l'énergie durable
- Réguler la glycémie
- Soutenir l'équilibre hormonal

L'objectif n'est pas d'éliminer les glucides, mais de choisir ceux qui favorisent une perte de poids stable et une meilleure santé.

Glucides complexes ou glucides simples : faites le bon choix

Les glucides simples, comme ceux présents dans les produits sucrés, sont digérés rapidement et provoquent des pics de glycémie. Ils sont à limiter pour éviter le stockage des graisses. En revanche, les glucides complexes (quinoa, patates douces, légumes) sont digérés lentement et ont un impact

minimal sur la glycémie. Ils sont riches en fibres, ce qui aide à la satiété et améliore la digestion. L'idée n'est pas de supprimer les glucides, mais de choisir les bons :
- Privilégier les légumes, les légumineuses, les grains entiers
- Éviter les sucres raffinés et les aliments transformés

Les édulcorants pour remplacer le sucre ?

Les édulcorants sont souvent perçus comme une alternative « sans calories » au sucre. Mais est-ce vraiment une solution pour la perte de poids ? Certains édulcorants artificiels, comme l'aspartame, le sucralose et la saccharine, ont un pouvoir sucrant beaucoup plus élevé que le sucre, mais n'apportent aucune calorie. Bien que ces produits ne provoquent pas de pic de glycémie, il existe des inquiétudes concernant leur impact sur la flore intestinale, le métabolisme et les envies sucrées. L'idéal reste de les utiliser avec modération, et d'opter pour des alternatives plus naturelles lorsque possible.

Les édulcorants naturels, comme le stevia, le xylitol ou le sirop d'érable, sont souvent considérés comme des options plus saines. Le stevia, par exemple, est une plante qui n'affecte pas la glycémie et contient très peu de calories. Le xylitol est un alcool de sucre qui a un IG bas et une teneur en calories faible, ce qui le rend utile pour les personnes cherchant à réduire leur apport calorique. Bien que ces alternatives soient généralement plus sûres que les édulcorants artificiels, elles doivent être consommées avec modération pour éviter les effets secondaires, comme des ballonnements.

Les risques des édulcorants artificiels

Les édulcorants artificiels sont souvent associés à des risques pour la santé. Des études ont suggéré que l'utilisation régulière de certains édulcorants artificiels pourrait :
- Perturber la flore intestinale
- Stimuler le désir de sucre en déclenchant des envies de sucreries
- Altérer la sensation de satiété, augmentant ainsi l'appétit

Bien que ces édulcorants soient sans calories, leur impact sur l'organisme à long terme n'est pas complètement compris. Il est donc conseillé de les utiliser avec parcimonie, en privilégiant des options naturelles lorsque possible.

Faut-il les éviter complètement ?

Les édulcorants peuvent offrir une alternative temporaire au sucre, mais leur consommation régulière n'est pas idéale pour une perte de poids durable. Pour une gestion du poids plus saine, il est préférable de :
- Réduire progressivement le sucre sans remplacer par des édulcorants
- Choisir des édulcorants naturels (stevia) avec modération
- Favoriser les fruits pour satisfaire les envies sucrées de manière naturelle

L'objectif est de rééduquer le palais pour apprécier des saveurs moins sucrées et adopter des habitudes alimentaires plus naturelles à long terme.

Comment se défaire de l'addiction au sucre ?

Comprendre l'addiction au sucre

L'addiction au sucre peut se manifester par des envies fréquentes de sucré, même après avoir mangé. Le sucre agit sur les centres de récompense du cerveau, libérant de la dopamine, créant ainsi un cercle vicieux de recherche de gratification immédiate. Chez les femmes de plus de 40 ans, cette dépendance peut être exacerbée par des fluctuations hormonales, particulièrement pendant la ménopause. Se défaire de cette addiction demande une approche progressive, car couper le sucre brusquement peut entraîner des symptômes de sevrage tels que l'irritabilité et la fatigue. Comprendre ce mécanisme est essentiel pour surmonter cette addiction.

Adopter une approche progressive pour réduire le sucre

Réduire l'addiction au sucre ne signifie pas l'éliminer complètement, mais plutôt adopter une approche progressive. Voici quelques étapes :
- Réduire les sources de sucre : Commencez par réduire les sucreries industrielles et les boissons sucrées.
- Substituer le sucre raffiné par des alternatives naturelles comme les fruits ou le miel cru.
- Augmenter les fibres dans votre alimentation pour éviter les pics de glycémie et mieux contrôler les envies sucrées.
- Prendre soin de son sommeil et de son stress pour limiter les fringales liées à l'hormone du stress, le cortisol.

Chaque petite réduction peut grandement réduire les dépendances à long terme.

Reprogrammer ses habitudes alimentaires

Pour se défaire de l'addiction au sucre, il est essentiel de reprogrammer ses habitudes alimentaires. Essayez les stratégies suivantes :
- Planifiez vos repas pour éviter la tentation.
- Consommez des encas sains à base de protéines et de bonnes graisses pour éviter les baisses de sucre.
- Cuisinez maison pour éviter les aliments transformés souvent riches en sucre caché.
- Écoutez vos signaux de faim : Mangez quand vous avez réellement faim, pas par ennui ou émotion.

Rééduquer son corps à des habitudes alimentaires plus saines prend du temps, mais avec de la constance, le sucre cesse de dominer votre quotidien.

Gérer les symptômes de sevrage et rester motivée

Lorsque vous réduisez votre consommation de sucre, vous pouvez ressentir des symptômes de

sevrage, tels que des envies irrésistibles ou de la fatigue. Voici comment les gérer :
- Hydratez-vous régulièrement pour réduire les envies sucrées.
- Faites de l'exercice pour libérer des endorphines et améliorer votre humeur.
- Accordez-vous des plaisirs occasionnels, mais privilégiez les fruits ou les alternatives plus saines.

Rappelez-vous que chaque effort vous rapproche de la liberté du sucre. La motivation vient aussi du sentiment d'accomplissement et des bienfaits ressentis après quelques semaines de réduction.

Comment manger pour brûler des graisses ?

Optimiser le métabolisme avec les bons nutriments

Après 40 ans, le métabolisme ralentit naturellement, mais il est possible de stimuler la brûlure des graisses avec les bons aliments. Pour booster votre métabolisme :
- Priorisez les protéines maigres : poulet, poisson, œufs, tofu. Elles favorisent la satiété et la réparation musculaire, tout en augmentant la dépense énergétique.

- Consommez des graisses saines : avocat, noix, huiles végétales (olive), qui soutiennent l'équilibre hormonal et aident à brûler les graisses.
- Incorporez des fibres : légumes, légumineuses, graines. Elles régulent la digestion et favorisent une perte de poids durable.

Ces nutriments permettent de maintenir un métabolisme actif et de maximiser l'utilisation des graisses comme source d'énergie.

Réduire les glucides raffinés et les sucres ajoutés

La consommation excessive de glucides raffinés et de sucres ajoutés ralentit la perte de graisses. Après 40 ans, cela perturbe encore plus l'équilibre hormonal et peut entraîner une prise de poids. Pour brûler des graisses efficacement, il est essentiel de :
- Limiter les glucides simples : pain blanc, pâtes, sucreries.
- Choisir des glucides complexes : légumes, fruits, céréales complètes.

Ces choix évitent les pics de glycémie et améliorent la gestion du poids. Privilégiez les aliments à index glycémique bas, qui libèrent lentement l'énergie et soutiennent la combustion des graisses.

Consommer des repas riches en antioxydants

Les antioxydants jouent un rôle clé dans la lutte contre l'inflammation, un facteur qui freine la perte de graisses, surtout après 40 ans. Incorporez des aliments riches en antioxydants pour soutenir votre métabolisme :
- Baies (myrtilles, framboises)
- Légumes verts à feuilles (épinards, chou frisé)
- Épices comme le curcuma et le gingembre

Ces aliments combattent l'inflammation, réduisent le stress oxydatif et aident à accélérer la perte de graisses. Ils contribuent également à améliorer la santé hormonale, ce qui est essentiel pour maintenir un poids stable après 40 ans.

Fractionner les repas et écouter son corps

Pour favoriser la combustion des graisses, il est essentiel de fractionner vos repas tout au long de la journée. Cela aide à maintenir votre niveau d'énergie stable et évite les fringales.

- Prenez 3 repas équilibrés et 1 à 2 encas sains.
- Écoutez vos signaux de faim pour éviter de trop manger et favoriser une digestion optimale.

De plus, évitez de manger trop tard dans la journée, car cela peut perturber le métabolisme et favoriser le stockage des graisses. Une gestion alimentaire rationnelle et l'écoute de votre corps sont des clés pour brûler des graisses de manière durable.

Secret pour éviter les grignotages

Comprendre les causes des grignotages

Les grignotages fréquents sont souvent le résultat de facteurs émotionnels ou de fluctuations hormonales. Après 40 ans, des changements hormonaux, notamment lors de la périménopause et de la ménopause, peuvent entraîner des envies soudaines de manger. Les envies émotionnelles sont également un facteur majeur : stress, fatigue, ennui ou frustration. Identifiez les triggers émotionnels qui déclenchent vos grignotages. Prendre conscience de ces facteurs est essentiel pour éviter de céder à la tentation. Les grignotages peuvent également être liés à une alimentation trop pauvre en nutriments ou en protéines, ce qui entraîne une insatisfaction et l'envie de manger en dehors des repas.

Prévenir les grignotages avec une alimentation équilibrée

Une alimentation équilibrée est l'un des meilleurs moyens de prévenir les grignotages.
- Privilégiez les protéines à chaque repas : elles favorisent la satiété et stabilisent la glycémie.
- Consommez des graisses saines : elles régulent l'appétit et aident à mieux gérer les fluctuations hormonales.
- Augmentez les fibres : les légumes et les légumineuses régulent l'appétit et prolongent la sensation de satiété.

En intégrant ces éléments dans votre alimentation, vous serez moins tentée de grignoter entre les repas. Les repas bien équilibrés réduisent l'envie de grignoter de manière impulsive.

Hydratation : un allié contre les envies de grignoter

L'hydratation est souvent négligée, mais elle joue un rôle clé pour éviter les grignotages. Parfois, la soif est confondue avec la faim, surtout quand vous

ressentez des envies de grignoter. Pour prévenir cela :
- Buvez de l'eau tout au long de la journée (1,5 à 2 litres).
- Consommez des infusions sans sucre.
- Ajoutez des herbes aromatiques (menthe, gingembre) pour améliorer le goût de l'eau et stimuler la digestion.

Rester bien hydratée aide à réduire les fringales et à maintenir un métabolisme actif.

Gérer les grignotages émotionnels

Les grignotages émotionnels sont courants, surtout après 40 ans, en raison du stress et des fluctuations hormonales. Pour les éviter :
- Pratiquez la pleine conscience : arrêtez-vous quelques instants pour évaluer si vous avez vraiment faim ou si l'envie est émotionnelle.
- Mettez en place des stratégies de gestion du stress : respiration profonde, yoga, ou méditation.
- Trouvez des alternatives saines : lorsque l'envie de grignoter se fait sentir, optez pour des encas sains comme des fruits, des noix ou du yaourt nature.

Ces stratégies aident à mieux gérer les émotions sans céder aux grignotages.

Focus : le jeûne intermittent, bon ou mauvais ?

Le jeûne intermittent consiste à alterner périodes de jeûne et périodes d'alimentation. Le format 16/8 (jeûner 16h, manger sur 8h) est le plus courant. Après 40 ans, il peut aider à :
- Réduire l'inflammation
- Améliorer la sensibilité à l'insuline
- Stimuler la combustion des graisses
- Reposer le système digestif

De nombreuses femmes témoignent d'une baisse des fringales, d'une meilleure énergie et d'une perte de poids plus facile. C'est une approche naturelle, sans privation stricte, qui convient particulièrement à celles qui souhaitent reprendre le contrôle sans compter les calories. Mais attention : il n'est pas adapté à tout le monde.

Les limites et précautions après 40 ans

Le jeûne intermittent n'est pas recommandé si vous :
- Avez un historique de troubles alimentaires

- Êtes en période de forte fatigue ou stress
- Souffrez d'hypoglycémie
- Prenez certains médicaments

À la ménopause, les besoins hormonaux changent : un jeûne trop strict peut déséquilibrer les hormones, notamment le cortisol. Si vous êtes très active ou sensible au stress, il vaut mieux opter pour un jeûne plus doux (ex. 12/12 ou 14/10).

La clé : écoutez votre corps. Testez progressivement, sans culpabilité. Si vous ressentez des bénéfices (énergie, satiété, concentration), poursuivez. Sinon, ce n'est peut-être pas pour vous, et c'est parfaitement OK.

Chapitre 4 - Composer des repas équilibrés facilement

Composer des repas équilibrés facilement

La règle simple : 1/2 – 1/4 – 1/4

Un repas équilibré repose sur une formule simple :
- 1/2 assiette de légumes
- 1/4 de protéines
- 1/4 de glucides complexes

Les légumes (crus ou cuits) apportent fibres, vitamines et effet rassasiant. Les protéines (animales ou végétales) maintiennent la masse musculaire et régulent la glycémie. Les glucides complexes (quinoa, patate douce, riz complet) fournissent de l'énergie durable sans pic de sucre.

Ajoutez une cuillère d'huile riche en oméga-3 (colza, lin, noix) et terminez par un fruit frais ou un yaourt nature. Cette méthode visuelle évite les calculs et aide à retrouver des repères sains, même sans balance ni application. Composer un repas équilibré devient un automatisme avec un peu de pratique.

Astuces :
- Privilégiez la cuisson douce (vapeur, four)
- Cuisinez en grande quantité pour gagner du temps
- Préparez toujours des légumes à l'avance
- Mâchez lentement, sans écran : cela facilite la satiété

Famille d'aliments à privilégier pour perdre du poids

Pour une perte de poids durable après 40 ans, certains aliments sont vos alliés. Voici les familles à privilégier :
- Légumes (crus et cuits) : riches en fibres, vitamines, antioxydants
- Protéines maigres : poulet, poisson, œufs, tofu, légumineuses
- Glucides complexes : patate douce, riz complet, lentilles, quinoa
- Bonnes graisses : huile d'olive, avocat, oléagineux
- Fruits entiers : surtout fruits rouges, pommes, agrumes (éviter les jus)

Ces aliments nourrissent sans surcharger. Ils stabilisent la glycémie, évitent les fringales et soutiennent votre métabolisme. L'essentiel : la qualité prime sur la quantité.

Les quantités recommandées

Les portions varient selon votre activité et votre faim, mais voici un repère simple :
- Légumes : à volonté (au moins 2 types par repas)
- Protéines : 100 à 150 g cuites par repas (taille de la paume)
- Glucides complexes : 60 à 100 g cuits (1/4 d'assiette)
- Matières grasses : 1 à 2 cuillères à soupe par jour
- Fruits : 1 à 2 portions par jour (entiers, pas pressés)
- Hydratation : au moins 1,5 L d'eau par jour.

Astuce : écoutez vos signaux de faim/satiété. Une assiette simple, colorée, rassasiante... c'est souvent la plus efficace !

Végétarienne : Comment équilibrer ton alimentation ?

Être végétarienne après 40 ans demande une attention particulière à l'équilibre nutritionnel. Voici les piliers :
- Protéines végétales : lentilles, pois chiches, haricots, œufs, produits laitiers

- Céréales complètes : quinoa, riz brun, avoine
- Légumes variés : riches en fibres et micronutriments
- Bonnes graisses : huiles végétales, graines, avocats
- Fruits entiers : en collation ou dessert

Associer légumineuses + céréales (ex : riz + lentilles) permet d'obtenir des protéines complètes. Varier les sources est essentiel pour éviter les carences, notamment en fer, vitamine B12, et zinc.

Points de vigilance et astuces pratiques

Veille à ces éléments clés :
- Fer : consomme des légumes secs + vitamine C pour mieux l'absorber
- Vitamine B12 : indispensable si tu ne consommes aucun produit animal (complémentation souvent nécessaire)
- Calcium : opte pour des laits végétaux enrichis, des amandes, du brocoli
- Protéines : vise 20 g par repas (ex : 100 g de lentilles cuites = env. 10 g)

Astuce : prépare tes bases (légumineuses, céréales) à l'avance pour composer facilement. Avec de la variété, une alimentation végétarienne peut être 100 % compatible avec la perte de poids.

Des menus à la semaine faits en moins de 1h30

Gagner du temps avec le batch cooking

Le batch cooking consiste à cuisiner en une fois les bases de la semaine. Objectif: 1h30 max pour 3 à 5 jours de repas équilibrés. Voici les étapes clés :
- Choisir 2 protéines (ex : poulet + lentilles)
- 2 à 3 céréales (quinoa, riz complet, patate douce)
- 4 légumes variés (rôtis, vapeurs, sautés)
- Une sauce maison (yaourt-épices, pesto…)
- Des collations prêtes : fruits, noix, œufs durs

Prépare tout en parallèle : pendant que les légumes cuisent, rincez les légumineuses, lancez le riz, faites mariner la viande. Stockez en boîtes hermétiques. Chaque jour, il ne reste qu'à assembler et réchauffer !

Exemple concret de semaine express

En 90 minutes, vous préparez :
- Riz complet + quinoa
- Poulet rôti + lentilles cuisinées
- Carottes, brocolis, courgettes et poivrons rôtis

- Sauce au yaourt citronné
- 5 œufs durs + 1 bocal de pois chiches rincés

Résultat : zéro stress, zéro plat à improviser, et une semaine équilibrée en moins de 1h30.

Cuisiner maison quand on a un emploi du temps chargé

Organisation : la clé du succès

Quand les journées sont remplies, cuisiner peut sembler impossible. Mais avec un peu de stratégie, manger sain devient plus simple :
- Planifiez vos repas chaque dimanche
- Faites une seule grosse course avec une liste claire
- Cuisinez en double : congelez les restes ou réutilisez-les autrement
- Gardez des indispensables : œufs, légumes surgelés, conserves saines, épices

Astuce : adoptez la « cuisine d'assemblage » : associer rapidement des aliments prêts ou précuits. Exemple : pois chiches en conserve + légumes grillés + graines = repas complet.

5 raccourcis malins pour manger maison

- Utilisez des légumes surgelés nature : déjà lavés, coupés, rapides à cuire
- Préparez vos bases en avance : riz, lentilles… à utiliser toute la semaine
- Ayez une poêle multifonction : un wok permet de tout cuire en un seul plat
- Préparez des snacks sains : œufs durs, compotes sans sucre, fruits secs
- Misez sur des recettes express : omelette + légumes / soupe-minute / bowl protéiné

En 15 minutes, vous pouvez créer un repas équilibré, réconfortant et 100 % fait maison. Cuisiner sain, ce n'est pas compliqué.

Comment manger sainement au travail ?

Anticiper pour mieux manger

Manger sainement au travail commence… à la maison. Préparez vos repas la veille ou en batch cooking. Utilisez des contenants pratiques : bocaux, lunchbox isothermes. Privilégiez les repas froids ou faciles à réchauffer : salades complètes, wraps, bowls. Évitez les plats industriels : trop riches en sucres, sel, additifs.

Un déjeuner sain contient :
- Protéine (œuf, thon, tofu)
- Légumes crus/cuits
- Céréales complètes (quinoa, riz)
- Une matière grasse (huile d'olive, avocat)

Astuce : gardez une bouteille d'eau à portée de main. L'hydratation compte autant que le repas !

Gérer les tentations et les imprévus

Même bien préparée, la journée peut dérailler. Voici quoi faire :
- Pause goûter à prévoir : fruits secs, compote, yaourt, carré de chocolat noir
- Évitez les distributeurs : ayez vos propres encas sains
- Ne sautez pas de repas : ça favorise les grignotages plus tard
- Mangez lentement même au bureau : cela évite les excès et aide à la satiété
- Si déjeuner à l'extérieur : privilégiez les options simples (salades avec protéines, plats grillés, sauces à part)

Un esprit concentré commence par un corps bien nourri. Bien manger au travail, c'est une preuve de respect envers soi-même.

Chapitre 5 - Métabolisme et hormones : Mieux agir

Hormones : Comment ils influencent le poids

Œstrogènes et insuline : un duo à surveiller

Après 40 ans, les œstrogènes diminuent, surtout avec la ménopause. Conséquence : le métabolisme ralentit, la masse musculaire baisse, les graisses se stockent plus facilement autour du ventre. En parallèle, une insuline trop élevée, souvent à cause d'une alimentation riche en sucres rapides, favorise le stockage des graisses et freine leur combustion. Rééquilibrer son assiette (moins de sucre, plus de fibres et de bonnes graisses) aide à stabiliser l'insuline. Bouger régulièrement stimule le métabolisme et compense la chute hormonale. Comprendre ces mécanismes, c'est reprendre le pouvoir sur son corps.

Leptine : l'hormone de la satiété

La leptine est sécrétée par les cellules graisseuses. Son rôle ? Indiquer au cerveau que vous avez suffisamment mangé. Mais après 40 ans, surtout avec une prise de poids, il peut y avoir résistance à la leptine : le cerveau ne « comprend » plus qu'il faut arrêter de manger. Résultat : fringales, grignotages, stockage de graisses.

Pour réactiver la leptine :
- Dormir suffisamment
- Éviter les régimes yo-yo
- Réduire les aliments ultra-transformés
- Avoir une activité physique régulière

La leptine est votre alliée naturelle minceur, à condition de lui offrir les bonnes conditions.

Cortisol : quand le stress fait grossir

Le cortisol, hormone du stress, peut saboter vos efforts minceur. Un taux élevé chronique favorise le stockage abdominal, l'envie de sucre, et nuit au sommeil. Le stress augmente aussi l'inflammation, qui dérègle la gestion du glucose et perturbe d'autres hormones comme l'insuline. Apprendre à gérer votre stress, c'est autant une stratégie minceur qu'un acte de santé. Pour réguler le cortisol :
- Pratiquer la cohérence cardiaque ou la méditation
- Dormir 7 à 8 heures par nuit
- Bouger (mais sans excès)
- Manger à horaires réguliers, dans le calme

Comment relancer un métabolisme « endormi » ?

Comprendre un métabolisme ralenti

Avec l'âge, le métabolisme ralentit naturellement :
- Perte de masse musculaire
- Moins d'activité physique
- Déséquilibres hormonaux (ménopause, stress)

Résultat : on brûle moins de calories, même au repos. Mais un métabolisme « endormi » n'est pas une fatalité. Il peut être réactivé !

Signes d'alerte : fatigue chronique, prise de poids malgré peu d'aliments, frilosité, troubles du sommeil. Premier réflexe : ne pas sauter de repas. Cela ralentit encore plus le métabolisme. Ensuite : revoir la qualité de ce que vous mangez, pas juste la quantité.

Les 5 leviers pour relancer la machine :
- Construisez du muscle : la masse musculaire augmente la dépense calorique, même au repos
- Mangez assez : trop peu de calories = métabolisme au ralenti
- Faites du mouvement tous les jours : pas besoin d'intensité, mais de régularité

- Dormez bien : le manque de sommeil perturbe les hormones (leptine, insuline)
- Hydratez-vous : l'eau stimule les fonctions métaboliques

Un métabolisme qui tourne bien, c'est plus d'énergie, une digestion efficace, une perte de poids durable.

Sommeil, stress, inflammation : les ennemis cachés

Le manque de sommeil dérègle tout. Un sommeil de mauvaise qualité ou trop court perturbe les hormones clés :
- Cortisol (stress) augmente
- Ghréline (faim) grimpe
- Leptine (satiété) baisse

Résultat : plus de fringales, moins de motivation à bouger, stockage de graisses facilité. Une femme de plus de 40 ans a besoin de 7 à 8 heures de sommeil réparateur pour réguler son métabolisme.

Le sommeil est votre allié minceur. Conseils :
- Couchez-vous à heures fixes
- Évitez les écrans 1h avant le coucher
- Créez un rituel apaisant (infusion, lecture, respiration)

Stress et inflammation : duo piégeux

Le stress chronique stimule la production de cortisol, qui favorise la prise de poids, notamment au niveau abdominal. Il dérègle aussi l'appétit, augmente les envies de sucre, et fatigue les glandes surrénales. De son côté, l'inflammation de bas grade (souvent silencieuse) perturbe les signaux de satiété et la gestion du glucose.

Ce qui aggrave l'inflammation :
- Aliments ultra-transformés
- Sédentarité
- Manque de sommeil
- Surpoids

Pour contrer ces effets :
- Bougez modérément
- Dormez mieux
- Mangez anti-inflammatoire : fruits, légumes, oméga-3

Apaiser le stress et l'inflammation = perte de poids facilitée + meilleure santé globale.

Chapitre 6 - Activité physique adaptée et efficace

Pourquoi le sport est essentiel mais ne suffit pas ?

Bouger est vital après 40 ans

Le sport est un pilier de la santé après 40 ans :
- Il stimule le métabolisme
- Préserve la masse musculaire
- Régule l'humeur et le stress
- Améliore le sommeil et la posture

Mais seule, l'activité physique ne fait pas tout. Beaucoup de femmes pensent : « Je fais du sport, donc je peux manger ce que je veux ». C'est faux. Une séance de sport brûle en moyenne 300 à 500 calories… vite compensées par un écart alimentaire. Pour perdre du poids durablement, il faut bouger et manger intelligemment. L'alimentation pèse plus lourd dans la balance. 70 à 80 % des résultats en perte de poids viennent de l'assiette. Le sport optimise la perte, mais ne peut pas compenser une alimentation déséquilibrée.

Exemple :
30 minutes de course = 1 pain au chocolat. Si vous mangez 2 ou 3 en-cas sucrés par jour, vous ne pouvez pas compenser uniquement par l'exercice.

Le sport booste les résultats, mais c'est le mode de vie global qui permet une perte de poids durable. L'idéal ?
- Bouger régulièrement (même sans transpirer)
- Rééquilibrer son alimentation
- Gérer le stress et bien dormir

Pourquoi le cardio seul ne suffit pas

Marcher, courir, nager, danser... Le cardio est excellent pour :
- Améliorer l'endurance
- Soutenir la santé cardiovasculaire
- Libérer le stress
- Brûler des calories pendant l'effort

Mais après 40 ans, le cardio seul ne suffit plus pour perdre du poids durablement. Pourquoi ? Car il ne stimule pas assez le muscle ni le métabolisme au repos. Trop de cardio peut même entraîner :
- Une perte de masse musculaire
- De la fatigue chronique
- Une surproduction de cortisol (l'hormone du stress)

Il faut donc équilibrer cardio + renforcement musculaire : L'équilibre gagnant. Pour mincir efficacement, le corps a besoin de variété :
- 2 à 3 séances de cardio doux à modéré (marche rapide, vélo, danse)
- 2 séances de renforcement musculaire ciblé
- 1 séance de mobilité ou étirements (yoga, stretching)

Ce mix :
- Protège le cœur
- Tonifie le corps
- Préserve les muscles
- Relance la combustion des graisses

Le cardio reste un bon allié, mais ce n'est pas une baguette magique. C'est en combinant force, souffle et souplesse que vous obtiendrez des résultats visibles et durables.

L'importance du renforcement musculaire après 40 ans

Pourquoi le muscle devient une priorité après 40 ans

À partir de 40 ans, nous perdons naturellement de la masse musculaire (jusqu'à 1 % par an). Moins de muscles =
- Métabolisme plus lent
- Fatigue accrue
- Plus de douleurs articulaires
- Moins de tonicité

Le renforcement musculaire est donc essentiel pour :
- Maintenir un métabolisme actif
- Brûler plus de calories au repos
- Prévenir les chutes et l'ostéoporose
- Remodeler la silhouette

Il ne s'agit pas de « gonfler », mais de préserver ce capital musculaire vital pour bien vieillir. Même 2 séances par semaine font une énorme différence.

Comment intégrer le renforcement sans se blesser ?

Pas besoin de salle de sport ou de machines complexes. On peut faire du renforcement musculaire :
- Avec le poids du corps (squats, gainage, pompes)
- Avec des élastiques ou haltères légers
- En Pilates ou en yoga dynamique

Clés de la réussite :
- Respecter sa forme du jour
- Travailler progressivement
- Miser sur la régularité, pas l'intensité

2 à 3 fois par semaine suffisent. En 20 à 30 minutes, vous renforcez tout le corps. Résultat : plus de force, plus de tonus, un métabolisme relancé. Votre meilleur allié minceur après 40 ans, c'est le muscle.

Activité physique quotidienne ou séances ciblées

Bouger tous les jours : la base santé

L'activité physique quotidienne est la fondation de votre bien-être après 40 ans. Elle inclut tout ce qui fait bouger votre corps sans que ce soit du « sport » :
- Marcher 30 minutes
- Faire le ménage, le jardin
- Jouer avec vos enfants ou petits-enfants
- Prendre le vélo pour les courses

Ces mouvements activent la circulation, régulent la glycémie et diminuent le stress. En résumé : bouger souvent = moins de douleurs, meilleure humeur, meilleur sommeil. Mais attention : cela ne remplace pas les séances ciblées.

Séances ciblées : pour transformer votre corps

Les séances ciblées (renforcement, cardio, HIIT, yoga...) apportent des résultats concrets sur la silhouette et le métabolisme. Elles permettent :
- De construire ou préserver la masse musculaire
- De brûler plus de calories au repos

- D'améliorer la posture et la force
- De stimuler les hormones de jeunesse

L'idéal après 40 ans ? 3 à 4 séances ciblées par semaine + activité physique quotidienne. L'un ne remplace pas l'autre, mais les deux se complètent parfaitement pour mincir, tonifier et garder la forme. (Annexes)

Bouger plus même avec peu de temps

Intégrer le mouvement dans sa routine

Vous manquez de temps ? Bonne nouvelle : chaque petit mouvement compte. L'objectif est de réduire la sédentarité et d'augmenter les occasions de bouger sans changer tout votre emploi du temps. Voici des astuces simples :
- Prendre les escaliers plutôt que l'ascenseur
- Se garer un peu plus loin ou descendre une station avant
- Se lever 5 min toutes les heures pour marcher ou s'étirer
- Passer vos appels en marchant
- Danser pendant 2 chansons en cuisinant

Bouger, ce n'est pas forcément faire du sport. C'est activer son corps régulièrement.

10 minutes par jour : mieux que rien

Si vous n'avez que 10 minutes, utilisez-les ! Essayez :
- Une mini séance de renforcement (gainage, squats)
- Une marche rapide autour du pâté de maisons
- Monter les escaliers à bon rythme
- Une courte vidéo de yoga ou de mobilité
- Des exercices en regardant la TV : abdos, fessiers, étirements

L'essentiel, c'est la constance. Mieux vaut bouger un peu chaque jour que faire 2h une fois par mois. Votre corps vous remerciera, même pour ces efforts courts mais réguliers !

Chapitre 7 - Gérer les blocages et les plateaux

Pourquoi le poids stagne parfois malgré vos efforts

Il est frustrant de tout faire "bien" et de ne plus perdre un gramme. Pourtant, c'est normal. Le corps s'adapte : en perdant du poids, il consomme moins d'énergie. C'est un mécanisme de survie. Autres causes fréquentes :
- Inflammation ou stress chronique
- Manque de sommeil réparateur
- Rétention d'eau (cycle menstruel, sel)
- Trop peu de calories (ralentissement du métabolisme)

La stagnation n'est pas une régression. C'est un temps d'ajustement. Le secret ? Observer, adapter, persévérer.

Stratégies pour relancer la perte

Quand le poids stagne, essayez ces stratégies :
- Variez l'entraînement : testez le HIIT ou la musculation
- Intégrez une séance "bonus" de 15 minutes 2 fois/semaine

- Dormez mieux : 7h minimum
- Réduisez les sources de stress (méditation, respiration)
- Buvez plus d'eau et limitez le sel
- Mangez plus de protéines pour préserver les muscles
- Réduisez les aliments ultra-transformés, même light
- Alternez vos apports caloriques (journées plus riches / plus légères)
- Ajoutez plus de fibres et bons lipides pour réguler la satiété
- Essayez un jeûne intermittent doux (ex. 14/10) pour reposer le système digestif

Parfois, le corps a besoin de se stabiliser avant de repartir. Acceptez cette phase. Ne paniquez pas. Ce n'est pas un mur, c'est une pause naturelle. Vous progressez peut-être ailleurs : énergie, silhouette, humeur.

Revoir ses attentes et éviter la démotivation

Revoir ses attentes : une perte de poids réaliste

La perte de poids n'est pas linéaire. Attendre -2 kg par semaine est irréaliste, surtout après 40 ans. Une perte durable tourne autour de 300 à 800 g par semaine, avec parfois des pauses naturelles. Un objectif de perte de poids réaliste avoisine les -5 % par rapport au poids de départ en six mois.

Se comparer aux autres ou à son « ancien corps » est source de frustration. Votre corps évolue, vos besoins aussi. Ce n'est pas un retour en arrière, c'est une nouvelle version de vous. Apprenez à mesurer vos progrès autrement : énergie, sommeil, humeur, centimètres.

Éviter la démotivation : valoriser chaque victoire

Chaque bonne habitude ancrée est une victoire, même sans changement immédiat sur la balance.
- Vous avez résisté à un grignotage ? Bravo.
- Vous avez bougé malgré une journée chargée ? Félicitations.

- Vous vous êtes reposée quand il le fallait ? C'est du progrès.

La constance est plus puissante que la perfection. Célébrez les petits pas, notez-les dans un journal. Ce sont eux qui construisent la transformation. Et surtout, rappelez-vous : ce n'est pas une course, c'est un chemin de mieux-être.

Quand faut-il s'accorder une pause ?

Reconnaître les signes d'un besoin de pause

Parfois, persévérer coûte plus qu'il ne rapporte. Votre corps et votre esprit vous envoient des signaux de fatigue :
- Vous êtes épuisée, irritable, démotivée
- Vous développez une obsession pour la balance
- Vous avez perdu le plaisir de bouger ou de bien manger
- Votre sommeil se détériore malgré vos efforts

Ces signes indiquent qu'il est temps de lever le pied, pas d'abandonner. Une pause stratégique peut être bénéfique : elle permet de recharger, de prendre du recul et de mieux repartir.

Comment faire une pause intelligente

S'accorder une pause c'est changer de rythme, temporairement :
- Maintenez vos routines faciles (hydratation, sommeil, mouvement léger)
- Retirez la pression sur l'alimentation sans basculer dans l'excès
- Reconnectez-vous à votre pourquoi, relisez vos motivations
- Introduisez du plaisir : danse, balade, massage, lecture

Une pause bien gérée n'efface pas vos progrès, elle les consolide. Fixez une durée claire (ex. 5 à 7 jours), puis reprenez doucement, avec plus de clarté et d'énergie.

L'importance du cycle hormonal dans les variations

Les fluctuations hormonales et leur impact sur le poids

Le cycle hormonal féminin est une clé essentielle pour comprendre les variations de poids. Les œstrogènes, la progestérone, et la testostérone

influencent directement la rétention d'eau, la faim et le métabolisme.
- Semaine 1-2 (phase folliculaire) : Les œstrogènes sont en hausse, la perte de poids est plus facile, l'énergie est généralement au top. (C'est le meilleur moment pour se peser).
- Semaine 3 (ovulation) : Vous êtes plus vulnérable aux fringales, mais le métabolisme reste élevé.
- Semaine 4 (phase lutéale) : La progestérone peut provoquer une rétention d'eau, ralentir le métabolisme, et augmenter l'appétit.

Ces fluctuations expliquent les hauts et bas sur la balance chaque mois.

Adapter ses habitudes aux fluctuations hormonales

Comprendre votre cycle permet d'adopter des stratégies alimentaires et d'entraînement adaptées.
- Semaine 1-2 : Misez sur des entraînements plus intenses, une alimentation légère et riche en protéines.
- Semaine 3 : Privilégiez des repas riches en fibres pour éviter les fringales et intégrez des exercices plus doux, comme le yoga.
- Semaine 4 : Allez vers des repas plus satisfaisants, équilibrés et riches en bons

lipides. Réduisez le stress pour limiter la rétention d'eau.

Ne vous découragez pas lors de la phase prémenstruelle. C'est temporaire.

Chapitre 8 - Vie sociale, plaisir et gestion des écarts

Sorties, apéros, vacances : comment rester alignée sans frustration

Gérer les sorties sans culpabilité

Les moments sociaux font partie de la vie, et il est important de profiter des sorties, apéros et vacances sans se sentir frustrée ou coupable. Le secret est dans la préparation mentale :
- Anticipez les événements : avant une soirée, planifiez un repas léger dans la journée pour compenser.
- Choisissez vos batailles : autorisez-vous un petit écart, mais contrôlez les quantités.
- Restez active : après un apéro, faites une promenade ou une activité pour compenser.

Vous pouvez profiter de ces moments sans tout annuler. L'équilibre est clé.

Maintenir l'équilibre tout en se faisant plaisir

Les vacances sont synonymes de détente, mais pas de dérapage. Voici comment concilier plaisir et bien-être :

- Choisissez des options saines : au restaurant, privilégiez des plats légers et riches en légumes.
- Écoutez vos sensations de faim : mangez lentement, savourez, et arrêtez-vous avant d'être trop pleine.
- Incorporez du mouvement : marchez sur la plage, nagez, ou faites des activités physiques douces.

L'idée est de profiter pleinement tout en restant fidèle à vos objectifs. Ce n'est pas une période de restriction, mais d'équilibre.

Intégrer la flexibilité alimentaire

La flexibilité alimentaire permet d'avoir de la liberté tout en respectant ses objectifs. L'idée est de s'adapter aux situations sans culpabilité, en se concentrant sur les principes de base.

- Équilibre, pas perfection : autorisez-vous un dessert lors d'un événement, sans le considérer comme un échec.
- 80/20 : adoptez la règle des 80/20 : 80% de vos repas sont sains et équilibrés, les 20% restants peuvent être plus flexibles.

- Manger en pleine conscience : savourez chaque bouchée, évitez de manger sous pression ou par habitude.

La flexibilité vous aide à vous sentir moins restreinte, tout en restant alignée avec vos objectifs.

Flexibilité et objectifs à long terme

L'objectif est de ne pas tomber dans la rigidité. Une approche flexible permet de maintenir vos habitudes à long terme :
- Gérez les écarts : un écart ne doit pas être synonyme de rechute. Reprenez vos habitudes le lendemain.
- Évitez les restrictions extrêmes : interdire certains aliments peut mener à des frustrations.
- Appréciez la variété : expérimentez de nouvelles recettes, ajustez vos portions, et autorisez-vous des plaisirs modérés.

Avec la flexibilité, vous avez la liberté de vivre tout en étant alignée avec vos objectifs de santé.

Manger avec plaisir sans culpabiliser

Manger avec plaisir est une composante essentielle d'une relation saine avec la nourriture. Il est important de ne pas associer les repas à la culpabilité.

- Redécouvrez le plaisir de manger : accordez-vous à savourer un plat que vous aimez, sans jugement.
- Manger en pleine conscience : prenez le temps de savourer chaque bouchée. Vous éviterez ainsi de trop manger et apprécierez davantage le repas.
- Évitez les pensées négatives : après un écart, ne soyez pas trop dure avec vous-même. Chaque repas fait partie d'un ensemble, et ce n'est pas un échec.

Le but est de ne pas se priver, mais de se permettre des moments de plaisir sans stress.

Réconcilier plaisir et objectifs

Manger avec plaisir tout en respectant ses objectifs de santé et de poids est tout à fait possible. Voici comment :

- L'équilibre : même quand vous vous offrez un plaisir, veillez à maintenir un bon équilibre dans vos autres repas.
- Faites des choix éclairés : optez pour des alternatives saines tout en permettant des petites indulgences.
- Reprenez vite vos habitudes : un écart ne doit pas dérégler votre progression. Il est important de revenir rapidement à des choix équilibrés.

Le plaisir est un allié dans votre parcours. Il ne faut pas le voir comme un ennemi de vos objectifs, mais comme une source de motivation et de bien-être.

Gérer la pression sociale et les critiques

La pression sociale peut être un obstacle majeur lorsqu'il s'agit de rester fidèle à vos objectifs. Les repas en famille, les apéros entre amis ou les commentaires des autres peuvent créer de l'inconfort.

- Restez ancrée dans vos choix : rappelez-vous que vous êtes responsable de votre bien-être. Vous avez fait des choix qui vous conviennent.
- Affrontez les jugements avec calme : chaque personne a ses propres perceptions de ce

qu'est une vie saine. Ne laissez pas les opinions des autres influencer vos décisions.
- Exprimez vos besoins : expliquez avec bienveillance que vous suivez un régime spécifique, mais que vous êtes heureuse de partager des moments sans trop vous écarter de vos objectifs.

Vous avez le droit de prendre soin de vous, même si cela dérange certains.

Répondre aux critiques et renforcer sa confiance

Les critiques peuvent être difficiles à gérer, surtout lorsqu'elles sont bien intentionnées. Voici quelques stratégies pour les affronter sereinement :
- Affrontez les critiques avec bienveillance : répondez calmement et rappelez-vous que ce n'est pas à vous de satisfaire les attentes des autres.
- Renforcez votre confiance en vous : rappelez-vous vos succès passés et vos progrès. Ne laissez pas un commentaire négatif ébranler votre motivation.
- Entourez-vous de soutien : choisissez des personnes qui respectent vos choix et vous encouragent à rester fidèle à vos objectifs.

Recettes gourmandes et légères (satiété et plaisir)

Voici quelques idées de recettes savoureuses qui sont à la fois légères et rassasiantes, parfaites pour satisfaire vos papilles sans vous alourdir :

- Salade de quinoa et légumes grillés : Le quinoa est riche en protéines et fibres, offrant une sensation de satiété durable. Accompagnez-le de légumes grillés pour plus de goût et de vitamines.
- Tartare de saumon à l'avocat : Le saumon, riche en oméga-3, et l'avocat, rempli de bonnes graisses, sont une combinaison idéale pour une satiété équilibrée tout en étant gourmande.
- Soupe de courgettes et menthe : Un plat léger, rafraîchissant et riche en fibres, idéal pour ne pas vous sentir trop lourd après le repas.
- Poulet au curry léger : Utilisez du lait de coco léger et ajoutez des épices pour une explosion de saveurs, tout en gardant une recette légère et rassasiante grâce à la viande maigre.
- Bowl healthy avec avocat et œuf poché : Associez des protéines maigres, des bonnes graisses et des légumes croquants pour une recette complète et nourrissante.

- Mousse à l'avocat : Utilisez de l'avocat pour une texture crémeuse sans la surcharge calorique du chocolat classique.

Chapitre 9 - Créer son plan de transformation personnalisé

Évaluer son point de départ

Avant de commencer tout programme de transformation, il est crucial d'évaluer où vous en êtes. Cela vous permettra de mieux comprendre vos besoins spécifiques et de suivre votre progression.

- Poids et mensurations : Mesurez votre poids actuel et prenez vos mesures (tours de taille et cuisses).
- État de santé général : Notez les éventuels problèmes de santé, comme des douleurs ou des déséquilibres hormonaux.
- Habitudes alimentaires : Prenez conscience de vos habitudes actuelles, de ce que vous mangez régulièrement et des moments où vous avez tendance à grignoter.

Analyser son mental et son niveau de motivation

L'évaluation ne concerne pas seulement le physique, mais aussi l'aspect mental et émotionnel. Cette évaluation mentale est cruciale pour réussir une transformation durable et équilibrée.

- Motivation actuelle : Notez vos motivations et ce qui vous pousse à vouloir changer.
- Comportements émotionnels : Évaluez si vous mangez souvent par stress ou émotions.
- Estime de soi : Réfléchissez à votre image de vous-même et à vos croyances sur la perte de poids.

Fixer des objectifs réalistes et puissants

L'importance de fixer des objectifs clairs

Fixer des objectifs clairs et réalistes est essentiel pour maintenir votre motivation et garantir une transformation durable. Voici comment procéder :

- Soyez spécifique : Un objectif comme « perdre du poids » est trop vague. Précisez « perdre 5 kg en 3 mois ».
- Mesurable : Assurez-vous que votre objectif peut être mesuré, que ce soit en termes de poids, de mensurations ou de performances physiques.
- Atteignable : Optez pour un objectif réaliste, en fonction de vos contraintes de temps, de santé et de mode de vie.

Des objectifs puissants et motivants

Un objectif puissant est celui qui vous inspire profondément. Il vous permettra de vous sentir plus déterminée et concentrée sur votre réussite. Pour cela :

- Rendez-le personnel : Choisissez un objectif qui vous tient à cœur, comme « retrouver mon énergie » ou « me sentir bien dans ma peau ».
- Fixez des échéances : Donnez-vous des délais raisonnables pour ne pas perdre de vue votre objectif.
- Divisez-le en étapes : Découpez votre objectif en petites étapes (par exemple, perdre 1 kg par mois), afin de rester motivée et de célébrer chaque victoire.

Exemples d'objectifs pour différentes situations

Pour une perte de poids progressive :
- Objectif : Perdre 5 kg en 2-3 mois.
- Approche : Adoptez une alimentation équilibrée, pratiquez 30 minutes d'exercice modéré 3 fois par semaine et suivez vos progrès chaque mois.

Pour augmenter l'énergie :
- Objectif : Améliorer mon énergie et réduire la fatigue.
- Approche : Ajoutez des repas riches en protéines et en fibres, réduisez la consommation de sucre et pratiquez du yoga ou de la méditation 3 fois par semaine pour diminuer le stress.

Pour une meilleure forme physique :
- Objectif : Améliorer ma condition physique générale (endurance et force).
- Approche : Inclure 2 séances de renforcement musculaire et 2 séances de cardio par semaine. Commencez par 15-20 minutes de chaque.

Pour améliorer la confiance en soi :
- Objectif : Augmenter ma confiance en moi en portant plus attention à mon image et en célébrant les progrès.
- Approche : Pratiquez la gratitude, écrivez dans un journal chaque soir pour noter vos réussites et prenez soin de votre apparence, même avec des petites étapes.

Pour gérer les émotions :
- Objectif : Réduire les grignotages émotionnels.

- Approche : Adoptez des stratégies de gestion du stress (respiration, marche, méditation) et tenez un journal de bord émotionnel pour prendre conscience de vos déclencheurs.

Pour une meilleure gestion du temps :
- Objectif : Manger de manière plus structurée et intégrer de l'exercice physique dans mon emploi du temps.
- Approche : Planifiez vos repas à l'avance et définissez des créneaux fixes pour l'exercice dans votre semaine.

Chaque objectif doit être aligné avec votre réalité quotidienne et votre emploi du temps. Ces objectifs visent non seulement à transformer votre corps, mais aussi à renforcer votre mental pour un succès durable.

Construire un programme nutrition + mouvement + mental

Nutrition : Les bases d'un plan alimentaire adapté

Un programme de transformation réussi repose sur une alimentation équilibrée et personnalisée. Le but est de nourrir votre corps de manière à soutenir à

la fois vos efforts physiques et mentaux. Voici comment structurer votre approche :
- Équilibrer les Macronutriments : Priorisez les protéines maigres (poulet, poisson, légumineuses), les fibres (fruits, légumes, céréales complètes) et les bons lipides (avocat, noix, huile d'olive).
- Respecter les portions : Ne mangez pas uniquement en fonction de la faim, mais aussi en fonction de vos besoins énergétiques quotidiens.
- Hydratation : Buvez suffisamment d'eau tout au long de la journée.
- Repas réguliers : Évitez de sauter des repas pour maintenir une énergie stable et éviter les fringales.

Mouvement et mental : Lier le physique et l'esprit

Exercice physique adapté :
- Cardio modéré : 3-4 fois par semaine (marche rapide, vélo, natation).
- Renforcement musculaire : 2-3 fois par semaine pour tonifier et augmenter la masse musculaire.
- Étirements et mobilité : Incorporez des sessions de yoga ou de Pilates pour la souplesse et le bien-être.

Mental : Restez motivée et positive :
- Affirmations positives : Répétez des phrases motivantes chaque matin.
- Visualisation : Visualisez régulièrement votre objectif atteint pour garder votre motivation intacte.
- Journaling émotionnel : Notez vos pensées et émotions pour mieux gérer le stress et éviter les compulsions alimentaires.

En combinant nutrition, mouvement et mental, vous créez une synergie puissante pour une transformation durable.

Suivre ses progrès

Les outils pour suivre ses progrès

Suivre vos progrès est essentiel pour rester motivée et ajuster votre plan. Voici quelques outils efficaces :
- Le carnet de suivi : Notez vos repas, vos émotions et vos séances d'entraînement. Cela vous permettra de repérer des patterns et d'ajuster vos habitudes.
- Application mobile de suivi : utilisez des applications pour suivre vos calories, Macronutriments et activités physiques.

- Photos avant-après : Prenez des photos toutes les 2 à 4 semaines pour visualiser les changements physiques.
- Mensurations régulières : Prenez vos mesures (taille, hanches, cuisses) une fois par mois pour observer les progrès au-delà du poids sur la balance.

Indicateurs de progrès à surveiller

En plus des outils, il est important de savoir quels indicateurs suivre pour évaluer vos progrès :

- Poids et composition corporelle : Le poids peut fluctuer, mais surveillez également la répartition graisse/masse musculaire, qui est plus fiable.
- Niveau d'énergie : Notez l'évolution de votre énergie au fil du temps. Une augmentation de l'énergie est un signe positif de progrès.
- Performances physiques : Si vous faites du sport, suivez l'évolution de vos performances (temps de course, répétitions, poids soulevés).
- Bien-être mental et émotionnel : Observez votre humeur, votre niveau de stress et de satisfaction pour évaluer l'impact mental de votre transformation.

Check-list hebdomadaire de motivation

La check-list hebdomadaire de motivation : Planifiez votre succès

Pour rester motivée et suivre vos objectifs, une check-list hebdomadaire est un excellent moyen d'assurer une progression constante. Voici un exemple :
- Objectifs de la semaine : Notez 3 objectifs clairs à atteindre (ex. : manger équilibré chaque jour, faire 3 séances de sport, améliorer mon sommeil).
- Planification des repas : Organisez vos repas à l'avance pour éviter les choix impulsifs et les tentations.
- Entraînements programmés : Planifiez vos séances de sport et notez-les dans votre agenda.
- Suivi de l'hydratation : Visez à boire au moins 1,5 à 2 litres d'eau par jour.
- Évaluation du stress : Prenez un moment pour évaluer votre niveau de stress et planifier des activités relaxantes.

Évaluation et ajustement : Restez flexible et positive

- Bilan de la semaine : À la fin de chaque semaine, évaluez vos progrès par rapport aux objectifs fixés.
- Célébration des victoires : Même les petites réussites méritent d'être célébrées pour maintenir la motivation.
- Réflexion sur les obstacles : Identifiez ce qui n'a pas fonctionné et ajustez votre approche (temps, motivation, habitudes).
- Auto-évaluation : Comment vous sentez-vous ? Plus énergique, moins stressée, plus confiante ?
- Fixation des objectifs pour la semaine suivante : En fonction des résultats de la semaine, réajustez vos objectifs pour la semaine à venir.

Cette approche vous permet de suivre vos progrès tout en vous donnant la flexibilité d'ajuster votre plan pour un meilleur succès.

Le tableau de visualisation

Le tableau de visualisation est un excellent moyen d'aligner vos pensées et vos émotions sur vos objectifs. Voici comment le créer :
- Rassemblez des images inspirantes : Trouvez des photos ou des dessins qui représentent vos objectifs. Cela peut être des images de

repas sains, d'activités physiques ou même de vous-même dans votre version idéale.
- Affichez vos objectifs : Inscrivez sur le tableau des mots-clés qui symbolisent vos aspirations : « énergie », « confiance », « bien-être », « forme ».
- Organisez les éléments : Placez les images et les mots de manière à créer une composition harmonieuse. Utilisez des couleurs vives et stimulantes.

Utiliser votre tableau de visualisation au quotidien

- Placez votre tableau à un endroit visible : Installez-le dans un lieu que vous fréquentez souvent (ex. : au-dessus de votre bureau, dans la cuisine, ou près de votre lit).
- Prenez un moment chaque jour pour regarder votre tableau : Prenez quelques minutes chaque matin pour observer les images et relier chaque élément à vos objectifs.
- Pratiquez la visualisation : Fermez les yeux et imaginez-vous en train d'atteindre vos objectifs. Ressentez les émotions positives que cela vous procure.
- Affrontez les défis avec confiance : utilisez votre tableau comme source d'inspiration

lorsque vous rencontrez des obstacles. Il vous rappellera pourquoi vous avez commencé.

Cette pratique quotidienne renforce votre motivation et aligne votre mental sur vos actions.

Conclusion - Le nouveau départ, c'est maintenant

Ce parcours vers la perte de poids et le bien-être ne se fait pas du jour au lendemain, mais sachez que vous n'êtes pas seule. Chaque étape, chaque effort compte. L'essentiel est de persévérer, même dans les moments où vous sentez que les résultats tardent à arriver. Rappelez-vous : les véritables transformations prennent du temps. Entourez-vous de soutien, restez positive, et soyez patiente avec vous-même. Votre corps, votre esprit, et votre cœur vous remercieront. L'important, c'est de ne jamais abandonner, même face aux défis.

Ce n'est pas une fin, mais le début d'un mode de vie plus sain, plus équilibré, et plus joyeux. Chaque jour est une nouvelle occasion de choisir la meilleure version de vous-même. Ce livre vous a donné les clés, mais c'est à vous de les utiliser pour construire votre quotidien. L'essentiel n'est pas d'atteindre un objectif unique, mais de cultiver des habitudes durables qui vous soutiendront toute votre vie. Vous êtes maintenant prête à avancer, avec confiance et sérénité, vers votre transformation permanente.

ANNEXES

Tableau - Besoins nutritionnels

Nutriment	Besoin journalier
Calories	1600-2000* kcal/jour
Protéines	1-1,2 g/kg
Glucides	45-50%
Lipides	30-35%
Fibres	25-30 g/jour
Calcium	1200 mg/jour
Fer	8-10 mg/jour
Magnésium	380 mg/jour
Vitamine D	20 µg/jour
Vitamine B9	300 µg/jour
Vitamine B12	2,4 µg/jour

Varie selon taille, poids et activité physique*

Tableau - Calories par aliment

Aliment	Quantité	Calories
Fruits		
Pomme	1 moy	52
Orange	1 moy	47
Légumes		
Brocolis	100g	34
Courgette	100g	17
Protéines		
Poulet grillé	100g	165
Saumon	100g	206
Œuf	1 moy	68
Céréales		
Riz complet	100g	130
Pâtes	100g	158
Produits laitiers		
Fromage blanc 0%	100g	50

Yaourt nature	100g	59
Graines		
Amandes	30g	174
Noix de cajou	30g	153

Ce tableau vous permet de mieux évaluer vos apports en fonction de vos objectifs nutritionnels.

Tableau - Aliments à calories vides

Aliment	Quantité	Calories
Boissons sucrées		
Soda	1 canette	140
Boissons énergétiques	1 canette	150
Aliments transformés		
Hamburger	1 moyen	250-400
Pizza industrielle	1 tranche	250-300
Grignotages		
Barres chocolatées	100g	500-550
Chips	100g	536
Alcools		
Cocktails (200 ml)	1 verre	150-250
Liqueurs (30 ml)	30 ml	120-160

Pourquoi éviter les calories vides ?

Ces aliments apportent des calories sans valeur nutritive et peuvent nuire à votre santé et à vos objectifs de perte de poids. Ils sont principalement composés de sucres ajoutés, de graisses saturées ou de produits ultra-transformés. Ils apportent des calories sans apporter de réels nutriments comme les vitamines, minéraux, et fibres, nécessaires à votre bien-être et à votre perte de poids.

Tableau - Aliments à indice glycémique bas (IG ≤ 55)

Catégorie	Aliments
Légumes	Brocoli, épinards, poivron
Légumineuses	Lentilles, pois chiches, haricots
Fruits	Pomme, poire, orange, fraises
Céréales	Pain complet, orge, avoine
Noix et Graines	Amandes, noix, noix de cajou
Produits laitiers	Lait entier, yaourt nature
Protéines	Œufs, poulet, poisson
Matières grasses	Avocat, huile d'olive, beurre

Utile pour stabiliser la glycémie, perdre du poids ou gérer un diabète. Voici quelques conseils pour un régime à IG bas :

- Privilégiez les cuissons al dente : Pâtes trop cuites → IG augmente
- Associez fibres + protéines pour ralentir l'absorption.
- Évitez les produits raffinés : Farine blanche, riz blanc (IG élevé).

Tableau - Aliments à indice glycémique moyen (IG 56 à 69)

Catégorie	Aliments
Fruits	Banane mûre, raisin, melon
Céréales	Riz basmati, couscous
Produits sucrés	Miel (Acacia), sirop d'érable
Tubercules	Patate douce (vapeur)
Snacks	Popcorn

Utile pour une alimentation équilibrée sans pic de glycémie trop marqué.

À noter :

- L'IG peut varier selon la maturité, la cuisson ou l'association d'aliments.
- Les aliments IG moyen sont à intégrer avec modération.

Tableau - Aliments à indice glycémique élevé (IG ≥ 70)

Catégorie	Aliments
Céréales	Pain blanc, baguette
	Farine blanche
Riz & Pâtes	Riz blanc, pâtes très cuites
Sucreries	Sucre blanc
	Bonbons, chocolat
Tubercules	Pomme de terre (frites)
Snacks Industriels	Biscuits, viennoiseries
Boissons	Sodas, jus de fruits

Ces aliments provoquent une augmentation rapide de la glycémie et sont à consommer avec modération, surtout en cas de diabète. Voici quelques conseils pour réduire l'impact des aliments à IG élevé :

- Combinez avec des fibres ou protéines
- Préférez les versions complètes (riz brun, pâtes intégrales)
- Cuisson al dente pour les pâtes et légumes

À limiter en cas de :

- Diabète ou prédiabète
- Problèmes de satiété (fringales rapides)

Exemples d'effets sur la glycémie

- IG 100 (glucose pur) → Pic rapide → Fringale 1h après
- IG 70+ (baguette seule) → Montée brutale → Fatigue post-repas
- IG 30-55 (quinoa + légumes) → Énergie stable

Tableau - Vitamines & minéraux

Nutriment	Rôle Principal	Sources
Vit D	Solidité osseuse	Poissons gras, soleil
Calcium	Prévention ostéoporose	Laitages, amandes
Magnésium	Réduction fatigue	Chocolat noir, banane
Fer	Prévention anémie	Viande rouge, lentilles
Oméga-3	Anti-inflammatoire	Saumon sauvage, lin
Vit B9	Renouvellement cellulaire	Lentilles, épinards, avocat
Vit B12	Système nerveux	Foie, œufs
Vit C	Immunité	Kiwi, poivron rouge, agrumes
Zinc	Immunité	Huîtres, viande rouge
Potassium	Régulation tension	Banane, épinards

Tableau - Comment lire une étiquette alimentaire

Section	Ce qu'il faut regarder
Liste des ingrédients	Ordre d'apparition: Les premiers sont les plus présents
Valeurs nutritionnelles (pour 100g)	Matières grasses : ≤ 10g (saturées ≤ 2g) Glucides : Sucres: ≤ 10g Sel: ≤ 1,5g
Allégations santé	Light Sans sucre ajouté ≠ sans sucre
Type de graisses	Éviter huile végétale (souvent palme) Privilégier oméga-3

En résumé : Liste courte, peu transformé, avec le moins de sucre, sel et gras.

Tableau - Compléments alimentaires

Complément	Utilité	Dosage Journalier
Vit D3	Lutte contre l'ostéoporose	15-20 µg
Calcium	Prévention perte osseuse	1200 mg
Magnésium	Réduction fatigue, stress, crampes	300-400 mg
Oméga-3	Anti-inflammatoire	1-1,5 g
Probiotiques	Renforce l'immunité	1-10 milliards UFC/jour
Collagène	Peau, articulations	5-10 g

Précautions Importantes

- Conseil médecin ou pharmacien
- Eviter les prises prolongées ou multiples
- Respecter les conditions d'emploi
- Achat en circuit contrôlé

→ Priorité à une alimentation équilibrée avant la supplémentation !

Tableau - 7 jours de menus équilibrés

Lundi

Repas	Menu
Petit-déj	- 1 œuf poché + avocat (1/4) sur toast - Thé vert + 1 kiwi
Collation	- 10 amandes + 1 carré chocolat noir
Déjeuner	- Salade de quinoa (80 g cuit) + poulet grillé (120 g) + légumes grillés (courgette, poivron) - 1 yaourt nature
Goûter	- 1 pomme
Dîner	- Saumon (150 g) + brocoli vapeur + 1/2 patate douce - Infusion camomille

Mardi

Repas	Menu
Petit-déj	- Porridge (40 g flocons d'avoine) + lait végétal + 1 c.à.c de graines de chia + cannelle
Collation	- 1 pomme
Déjeuner	- Lentilles (100 g cuites) + filet de poisson (120 g) + épinards à l'ail - 1 orange
Goûter	- 1 œuf dur + bâtonnets de concombre
Dîner	- Omelette (2 œufs) aux champignons + salade verte (huile d'olive) - Tisane menthe

Mercredi

Repas	Menu
Petit-déj	- Smoothie (1 banane + épinards + lait d'amande + 1 c.à.c de graines de lin)
Collation	- 1 yaourt grec + 5 noix
Déjeuner	- Salade de pois chiches (80 g) + thon naturel + tomates + basilic - 1 tranche de pain complet
Goûter	- 1 poignée de myrtilles + 1 carré de chocolat noir
Dîner	- Dinde grillée (120 g) + purée de chou-fleur + haricots verts - Infusion gingembre

Jeudi

Repas	Menu
Petit-déj	2 tranches de pain complet + purée d'amande + 1 œuf à la coque + thé vert
Collation	1 poignée de noix de cajou + 1 carré chocolat noir
Déjeuner	Filet de cabillaud (150 g) + ratatouille (courgette/aubergine) + 50 g quinoa
Goûter	1 yaourt nature + 1 c.à.c de miel
Dîner	Omelette aux champignons (2 œufs) + salade verte (huile d'olive)

Vendredi

Repas	Menu
Petit-déj	Smoothie bowl (banane/lait de coco) + 1 c.à.c de graines de lin
Collation	bâtonnets de concombre
Déjeuner	Salade de lentilles (100 g) + saumon fumé (80 g) + avocat (1/4)
Goûter	1 pomme cuite + cannelle
Dîner	Soupe miso + tofu (100 g) + légumes sautés

Samedi

Repas	Menu
Petit-déj	Pancakes (flocons d'avoine/1 œuf/banane écrasée)
Collation	1 poignée de noix + 1 clémentine
Déjeuner	Poulet curry (120g) + chou-fleur rôti + 50g riz basmati
Goûter	1 œuf dur
Dîner	Saumon (150 g) + salade + 1/2 patate douce

Dimanche

Repas	Menu
Petit-déj	Pudding chia (lait d'amande + fruits rouges)
Collation	1 fruit
Déjeuner	Bœuf haché (100 g) + purée + haricots verts
Goûter	1 poire + 10 amandes
Dîner	Velouté de potiron + 1 œuf poché + 1 tranche de pain complet

→ Objectif : 1600-1800 kcal/jour, riches en protéines et fibres, pauvres en sucres raffinés.

- Végétarien : Remplacez viande/poisson par tofu, œufs
- Sans gluten : Optez pour quinoa, sarrasin, riz brun

Ces menus sont pensés pour :
- Favoriser la satiété,
- Éviter les pics glycémiques,
- Stimuler la combustion des graisses,
- Tout en restant simples et savoureux.

Conseils :

- Hydratation : 1,5 à 2L d'eau/jour
- Cuisson : Privilégiez vapeur, grillé, four sans excès de matière grasse
- Assaisonnements : Privilégiez huile d'olive, citron, ail, curcuma
- Variations : Alternez poisson gras (2x/semaine) et viandes maigres
- Plaisir : 1 repas "libre" par semaine pour éviter la frustration

Exemples de journées types

Journée type équilibrée : version classique
→ Simple, rassasiante et riche en nutriments
- 8h : Petit-déjeuner protéiné
- 13h : Déjeuner équilibré (1/2 assiette légumes)
- 16h : Goûter rassasiant
- 20h : Dîner léger

Petit-déjeuner :
- 2 œufs brouillés + 1 tranche de pain complet
- 1/2 avocat
- 1 thé vert (sans sucre)

Collation matin :
- 1 pomme + 10 amandes

Déjeuner :
- Filet de poulet grillé
- Quinoa + poêlée de légumes
- 1 yaourt nature (sans sucre ajouté)

Collation après-midi :
- 1 carré de chocolat noir (70%) + 1 poignée de noix

Dîner :
- Soupe de légumes maison
- 1 tranche de pain complet
- Fromage frais ou yaourt végétal

Journée type végétarienne

→ Idéal pour allier énergie, fibres, protéines végétales et digestion légère

Petit-déjeuner :
- Porridge d'avoine avec lait végétal
- Graines de chia + fruits rouges
- Thé vert ou tisane

Collation matin :
- 1 banane + purée d'amande

Déjeuner :
- Galettes de lentilles
- Riz complet + brocolis vapeur
- Huile d'olive vierge

Collation après-midi :
- Smoothie vert (épinards, pomme, gingembre)

Dîner :
- Poêlée de légumes + tofu grillé
- Salade verte avec noix et vinaigrette au citron

Journée type spécial perte de poids
→ Parfait pour stimuler la lipolyse et contrôler la glycémie.

Petit-déjeuner :
- Omelette aux légumes
- 1 tranche de saumon fumé
- Café ou thé sans sucre

Collation matin :
- 1 yaourt grec nature

Déjeuner :
- Courgettes sautées + dinde grillée
- Salade verte + huile d'olive

Collation après-midi :
- 1 œuf dur + 5 noix

Dîner :
- Soupe miso + légumes vapeur
- Tofu

Journée type post-entraînement (riche en protéines)

Petit-déjeuner :
- Smoothie protéiné (lait végétal, banane, protéines végétales)
- Tartines complètes + purée de noisette

Collation matin :
- 1 œuf dur + crudités

Déjeuner :
- Poisson blanc ou œufs
- Patate douce + haricots verts
- 1 kiwi ou orange

Collation après-midi :
- Fromage blanc + quelques fruits secs

Dîner :
- Poêlée de légumes
- Quinoa ou légumineuses

Fiche batch cooking

1h30 pour 5 jours de repas équilibrés

Préparer 5 déjeuners + 5 dîners + snacks sains

Liste de base (à adapter selon goûts) :
  6 œufs
  2 filets de poulet, 2 pavés de saumon
  1 boîte de pois chiches, 1 boîte de lentilles
  Quinoa, patate douce, riz complet
  Brocolis, carottes, courgettes, poivrons
  Épinards frais, salade verte
  Huile d'olive, graines (chia, courge), herbes aromatiques
  Fromage blanc, compote, fruits frais

Préparation en 6 étapes :
- Cuire en parallèle :

Quinoa, riz, patates douces au four (30 min)
Œufs durs (10 min), poulet et saumon au four (20 min)

- Cuire les légumes : vapeur ou four

Brocolis, carottes, poêlée courgettes / poivrons

- Préparer 2 sauces maison :

Sauce yaourt à la moutarde
Vinaigrette huile d'olive / citron / curcuma

- Assembler en boîtes :

Ex : poulet + quinoa + légumes verts

Ex : lentilles + patate douce + épinards sautés

- Prévoir collations :

Portions de fruits frais, compotes, noix

- Stockage :

Frigo (3 jours) / Congélation (le reste)

Astuce : Variez les épices chaque semaine (curry, paprika, herbes de Provence) pour éviter la lassitude.

Défis 30 jours pour booster vos résultats

Un défi de 30 jours est un excellent moyen d'adopter de nouvelles habitudes sans pression. Il permet de rester motivée, de mesurer ses progrès, et de casser la routine. Chaque jour, un petit pas, une victoire. Voici quelques idées de défis pour booster vos résultats :
- Boire 1,5 L d'eau par jour
- 10 minutes d'activité physique quotidienne
- Zéro sucre raffiné pendant 30 jours
- Méditation ou respiration consciente
- 1 nouveau légume à tester chaque semaine

Choisissez-en un ou combinez-en plusieurs pour un mois de transformation !

Exemple de plan sur 30 jours
- Semaine 1 : Se concentrer sur l'hydratation et l'alimentation (boire plus, cuisiner maison)
- Semaine 2 : Ajouter du mouvement (marche, renforcement, étirements)
- Semaine 3 : Travailler le mental (affirmations, journaling, gratitude)
- Semaine 4 : Réduction du sucre et meilleure gestion du stress

Gardez une trace de vos progrès dans un carnet ou une application. Notez vos ressentis chaque jour. Ce défi est un tremplin : 30 jours pour enclencher une vraie dynamique, une belle énergie, et surtout... pour vous prouver que vous en êtes capable !

Modèle de journal alimentaire

Repas et collations

Moment	Heure	Aliments	Quantité	Faim (1-10)	Satiété (1-10)
Petit-déjeuner					
Collation					
Déjeuner					
Collation					
Dîner					
Grignotage					

Émotions du jour (Fatiguée - En colère - Triste - Heureuse . . .)

Commentaires sur votre journée
(Exemples : "J'ai mangé sans faim à 16h.". .)

Bilan rapide de la journée
Avez-vous écouté vos signaux de faim/satiété ?
Vous êtes-vous sentie en contrôle de vos choix ?
Avez-vous bougé un peu aujourd'hui ?
Une chose positive à retenir aujourd'hui :

Exemple de journal alimentaire

Objectif : [Hydratation, équilibre alimentaire, réduction du sucre...]

Petit-déjeuner

- Aliments/Boissons : [Ex : Porridge avoine, banane, thé vert]
- Quantités : [Ex : 50 g avoine, 1 banane, 250 ml]
- Heure : [Ex : 8h30]
- Note : [Ex : Rassasiant jusqu'à 11h]

Collation (matin)

- Aliments/Boissons : [Ex : Yaourt nature + noix]
- Quantités : [Ex : 1 yaourt, 10 g noix]
- Heure : [Ex : 11h]
- Note : [Ex : Fringale due à stress]

Déjeuner

- Aliments/Boissons : [Ex : Salade quinoa, poulet, légumes]
- Quantités : [Ex : 100 g quinoa, 120 g poulet, 2 poignées légumes]
- Heure : [Ex : 13h]

- Note : [Ex : Trop rapide, manger devant l'ordinateur]

Collation (après-midi)

- Aliments/Boissons : [Ex : Pomme, carrés de chocolat noir]
- Quantités : [Ex : 1 pomme, 2 carrés]
- Heure : [Ex : 16h30]
- Note : [Ex : Envie de sucré post-pause]

Dîner

- Aliments/Boissons : [Ex : Saumon grillé, brocoli, riz complet]
- Quantités : [Ex : 150 g saumon, 100 g brocoli, 80 g riz cuit]
- Heure : [Ex : 20h]
- Note : [Ex : Repas léger, digestion facile]

Bilan de la journée

- Équilibre alimentaire : [Ex : Assez de protéines, manque de légumes verts]
- Émotions/Stress : [Ex : Grignotage dû à l'ennui]
- Améliorations pour demain : [Ex : Prévoir une collation saine, boire plus d'eau]

Conseils pour optimiser votre journal :

- Soyez précis : Notez les quantités et les heures.
- Ajoutez des détails : Cuisson (grillé, vapeur), assaisonnements, etc.
- Écoutez votre corps : Faim / rassasiement, énergie, digestion.
- Identifiez les tendances : Sur 1 semaine, repérez les excès.

Check-list Hebdomadaire de Motivation

Objectifs & intentions

- Ai-je relu mes objectifs de la semaine ?
- Ai-je identifié mon pourquoi chaque matin ?
- Ai-je défini 1 à 2 actions prioritaires pour progresser ?

Mental & émotions

- Ai-je pratiqué une affirmation positive ?
- Ai-je pris 5 minutes pour respirer profondément ou méditer ?
- Ai-je pris soin de mon bien-être mental cette semaine ?

Nutrition & énergie

- Ai-je respecté mes repas équilibrés au moins 80 % du temps ?
- Ai-je bu suffisamment d'eau chaque jour ?
- Ai-je évité les grignotages émotionnels ?

Activité physique

- Ai-je bougé mon corps au moins 3 fois cette semaine ?
- Ai-je intégré du renforcement musculaire ?
- Ai-je écouté mon corps sans me forcer ?

Suivi & gratitude

- Ai-je noté mes progrès ou petites victoires ?
- Ai-je pris un moment pour me féliciter ?
- Ai-je exprimé de la gratitude pour mon corps et mes efforts ?

Une réponse par oui = une victoire !

Routines express de 15 minutes

Une routine express à faire à la maison (sans matériel)

Pas besoin d'équipement pour bouger efficacement. Objectif : activer tout le corps en peu de temps, même un jour chargé. Voici une routine full-body de 15 minutes :

Échauffement (3 min)
- Montées de genoux (1 min)
- Petits sauts ou marche rapide (1 min)
- Cercles de bras + rotations de buste (1 min)

Circuit x2 (10 min total / 2 séries : 10 à 20 répétitions)
- Squats (45 sec / 15 sec repos)
- Pompes sur les genoux
- Fentes alternées
- Gainage planche (30 sec)
- Crunchs ou relevés de bassin

Étirements (2 min)
- Soufflez, relâchez : cuisses, dos, bras.

Routine express en salle (avec matériel basique)

Voici une version de 15 minutes à faire à la salle ou avec haltères/élastiques à la maison :

Échauffement (3 min)
- Rameur ou vélo elliptique (2 min)
- Rotations articulaires (1 min)

Circuit x2 (10 min)
- Presse à jambes ou squats avec haltères
- Rowing avec haltères ou TRX
- Développé épaules
- Fentes arrière + biceps curl
- Planche dynamique (sur les coudes)

Retour au calme (2 min)
- Étirements guidés, respiration.

En 15 minutes, vous renforcez les muscles clés, activez le cœur, et gagnez en tonicité.

Plus de 50 recettes simples et rapides

Parce qu'une alimentation équilibrée commence par des idées concrètes et faciles à réaliser, vous pouvez trouver plus de 50 recettes pensées pour vous (Voir page suivante). Des plats savoureux, rapides, et compatibles avec vos objectifs de perte de poids :

- Petits-déjeuners nourrissants
- Déjeuners express pour la maison ou le travail
- Dîners légers qui favorisent le sommeil
- Collations saines pour éviter les grignotages
- Recettes végétariennes riches en protéines

Ressources complémentaires

Vous trouverez sur le site healthycoach.fr/book :

- Modèle de journal alimentaire
- Modèle de journal émotionnel
- Tableau de visualisation personnalisé
- Check-list hebdomadaire de motivation
- Plan d'entrainement express
- Plus de 50 recettes simples et rapides

À propos de l'auteur

Dr Ben Abda
Coach certifié en nutrition & Docteur en pharmacie

Passionné par la santé au naturel et la transformation durable, le Dr Ben Abda accompagne les femmes dans leur parcours de mieux-être, en particulier après la ménopause. Diplômé en pharmacie et coach certifié en nutrition, il a développé une approche globale qui allie science, bienveillance et simplicité.

À travers ses programmes et accompagnements, il aide les femmes à retrouver confiance, énergie et légèreté – sans frustration ni solutions extrêmes. Son objectif : vous donner les clés pour comprendre votre corps, faire la paix avec votre assiette, et construire un mode de vie sain, durable et joyeux.

Remerciements

Je vous remercie d'avoir choisi mon livre Perdre du Poids Après La Ménopause Le Guide.

Si ce livre vous a apporté des conseils utiles, de la motivation, ou simplement un nouvel éclairage sur votre santé, je vous serais sincèrement reconnaissant d'en écrire ce que vous en pensez. Vos avis m'intéressent et cela aide d'autres femmes comme vous à découvrir ce guide.

Merci !

Dr Ben Abda